La Méthode Papillote

Pour les enfants qui ont des kilos en trop

Dr Vincent Boggio

La Méthode Papillote

Pour les enfants qui ont des kilos en trop

Odile Jacob

À Marie-Claude dont la vigilance atténue mes outrances,
À nos enfants, Claire, Marielle, Hélène, Étienne, Clémence, Mathilde et Baptiste, qui m'en ont appris davantage sur le comportement des enfants que bien des livres savants,
À Fuchette et à Dominique, diététiciennes-qui-ne-font-plus-de-diététique-avec-les-enfants-gros,
À tous les enfants et les parents dont la confiance m'a permis de progresser pour mieux aider d'autres enfants.

Conception graphique et réalisation : Claire Rouyer

15, rue Soufflot, 75005 Paris
ISBN : 978-2-7381-2104-2
www.odilejacob.fr

Sommaire

Avant-propos 6

Papillote expliquée aux enfants 11

Es-tu trop gros ? 14
Es-tu motivé ? 26
Qui va t'aider ? 39
Les 3 règles de Papillote . . .48
Règle n° 1 : je marche 30 minutes chaque jour 49
Règle n° 2 : je ne mange que pendant les repas 62
Règle n° 3 : je ne me ressers pas. 85
Tu acceptes Papillote 97
Tu t'es guéri. 106

Témoignages. 108

Papillote justifiée aux parents 115

Introduction 116

Pourquoi dire « gros » et pas « obèse » ? 120
L'excès de poids est-il une maladie ?. 124
Pourquoi la marche plutôt que le sport ? 128
L'enfant gros est-il responsable ou victime ? . . 137
Est-il facile de faire Papillote ? 147
Peut-on faire Papillote avec des exceptions ? 151
Faut-il qu'un enfant trop gros maigrisse pour guérir ? 154
Pourquoi dire que Papillote est comportementale ? . . . 158
Pourquoi dire que Papillote est une méthode ? 162
Comment aider son enfant à faire Papillote ? 165

Conclusion 181

Appendice : l'élaboration de Papillote . . 182

Annexes 197

Annexe 1 198
Annexe 2 221

Avant-propos

L'excès de poids des enfants est un sujet de réflexion et de discussion qui pèse de plus en plus lourd. Tous les ingrédients sont en effet réunis pour que ce phénomène soulève les passions. Il est récent. Il est parfaitement visible. Il s'aggrave. Il est lié à l'alimentation, l'activité à laquelle on consacre le plus de temps dans sa vie, après le sommeil. C'est un fait de société. Il concerne les enfants, fruits sensibles de cette société. Il participe de la religion de la santé, laquelle devient la religion dominante. Il déjoue les tentatives de prévention, axe capital des politiques de santé. Il mobilise des chercheurs de plusieurs disciplines : physiologie, pédiatrie, nutrition, santé publique, sociologie, psychologie, analyse sensorielle, économie et sciences du consommateur. Il intéresse l'industrie agro-alimentaire. Il dérange la conception contemporaine de l'esthétisme corporel. Il provoque des débats passionnés : tout un chacun, même sans avoir étudié particulièrement la question, a une explication sur les causes de l'excès de poids dans l'enfance et un traitement à proposer.

Le discours le plus répandu sur le traitement de l'excès de poids de l'enfant peut se résumer ainsi : « Un enfant en surpoids ne doit pas être soumis à un régime restrictif. Il doit pouvoir continuer à manger à sa faim en respectant ses goûts mais il doit lutter contre ses mauvaises habitudes, corriger ses erreurs alimentaires et manger équilibré et varié. Il doit renoncer aux grignotages, faire un vrai petit déjeuner, éviter les plats en sauce, préférer les cuissons à la vapeur et au gril, limiter le ketchup, consommer davantage de fruits et légumes, surtout les verts, choisir des laitages demi-écrémés, éviter la consommation de sucreries, surtout les barres chocolatées et les boissons sucrées, tout particulièrement les sodas, se méfier des fast-foods et des distributeurs, réduire la sédentarité en limitant la télévision et les jeux vidéo, faire davantage de sport ou d'activités physiques et préférer l'escalier à l'ascenseur. Des écarts pour le plaisir sont possibles les jours de fête. Dans les cas les plus sévères, un séjour en internat spécialisé peut être nécessaire. »

La faible efficacité de cette proposition thérapeutique et l'étrange discrétion, dans ce domaine, des médecines parallèles rendent légitime l'exploration d'une autre piste qui débouche sur une autre solution à un sujet de santé publique devenu, aujourd'hui, omniprésent : c'est le projet de Papillote.

Prévention ou traitement

Si la liste précédente des bons conseils classiques ne produit pas les effets positifs escomptés chez un enfant qui souffre d'un excès de poids, c'est en grande partie parce que ces conseils ne constituent pas un vrai traitement, aussi rigoureux que ceux que les médecins prescrivent habituellement sous la forme d'une ordonnance.

De plus, ces conseils sont les mêmes que ceux qui sont destinés à prévenir l'apparition d'un excès de poids, et même, plus largement, que ceux qui incitent tout le monde à « manger mieux pour être en bonne santé ». Ils sont simplement assenés aux enfants trop gros avec un peu plus de… poids. Or, lorsque l'excès de poids est là, il ne s'agit plus de prévenir mais de soigner et de guérir. Autrement dit, les recommandations sur la prévention d'un excès de poids dans l'enfance et celles qui sont destinées à traiter un excès de poids déjà constitué sont trop souvent identiques. Cette confusion est étonnante. On ne la retrouve dans aucun autre domaine de la santé : on ne guérit pas la grippe par la vaccination, ni le cancer du poumon par la suppression du tabac, ni la carie dentaire par le brossage des dents. Or, la prévention et le traitement de l'excès de poids ont des dynamiques différentes. Si un enfant de dix ans a dix kilos en trop, c'est qu'il a pris en moyenne un kilo de trop par an pendant dix ans. Admettons qu'il soit devenu gros parce qu'il n'a pas respecté les mesures de ce que l'on appelle la prévention. En les respectant dorénavant, il ne grossirait plus mais il garderait son excès de poids. S'il veut s'en débarrasser en un an, il doit faire dix fois plus que ce qu'il aurait dû faire dans le cadre de la prévention. Une méthode destinée à éviter de prendre un kilo de trop par an ne peut donc pas être identique à une méthode destinée à perdre en un an un excès de poids de dix kilos.

La méthode Papillote n'est pas destinée à la prévention. Elle ne concerne que le traitement de l'excès de poids. Elle s'appuie sur une longue expérience thérapeutique. Elle consiste à soigner l'enfant plutôt qu'à lui dire de « faire attention », à le soigner avec rigueur, en lui faisant appliquer quelques règles strictes plutôt qu'en rabâchant des conseils aussi nombreux qu'imprécis, et surtout à le soigner chaque jour et non au gré des possibilités offertes par les emplois du temps de l'enfant et de ses parents, dans le but, non pas simplement d'éviter que l'enfant devienne encore plus gros, mais de le guérir réellement, c'est-à-dire de le libérer d'un excès de poids qui restera seulement attesté dans l'album photos familial.

Un livre pour les enfants et pour les parents

Ce livre s'adresse en priorité aux enfants concernés pour les rendre acteurs de leur guérison. La première partie, intitulée « Papillote expliquée aux enfants », est donc rédigée à la deuxième personne du singulier. Elle s'adresse directement à l'enfant qui veut se débarrasser de son excès de poids. Elle est constituée par la mise en forme ordonnée et détaillée de ce que l'auteur dit aux enfants trop gros qu'il reçoit en consultation. Bien entendu, les parents doivent, eux aussi, lire cette partie. Certains enfants trouveront que le texte est trop long à lire. Disons alors que « Papillote expliquée aux enfants » contient ce qu'un adulte, désireux d'aider un enfant trop gros à guérir, peut lui dire. L'adulte comprendra également, tout au long de sa lecture, quel rôle il devra jouer pour aider l'enfant.

La seconde partie, « Papillote justifiée aux parents », répond aux questions que les parents peuvent se poser après avoir lu « Papillote expliquée aux enfants ». Elle se termine par un vigoureux plaidoyer pour les inciter à aider leur enfant trop gros à guérir. Dire que les excès de poids des enfants sont un fait de société, c'est dire que la société (des adultes) fabrique ces excès de poids. La société (des adultes) doit réparer ses erreurs. Les parents sont en première ligne pour assurer cette réparation.

L'appendice « L'élaboration de Papillote », sorte de bonus ou de making-off, est plus particulièrement destiné aux professionnels qui souhaiteraient accompagner – on dit maintenant coacher – un enfant et ses parents décidés à bénéficier de cette méthode.

Partie 1

Papillote expliquée aux enfants

Si tu es trop gros et que tu veux être aidé à te guérir, ce livre a été écrit pour toi par un médecin qui a rencontré beaucoup d'enfants comme toi et a essayé de les conseiller. À ses débuts, il y a 27 ans, il leur proposait de suivre un régime et de faire du sport. Constatant que ses conseils, qu'il croyait bons, étaient souvent inefficaces, il a cherché à comprendre pourquoi. Il a davantage écouté les enfants gros et leurs parents raconter leur vie et évoquer leurs difficultés. En tenant compte de ce qu'ils disaient, il a progressivement élaboré la méthode Papillote qu'il présente maintenant aux enfants gros qui veulent se guérir.

- Tous les enfants ne vivent pas avec leurs deux parents. Quand on parlera de parents, il s'agira de ton père, de ta mère ou, plus largement, des adultes qui vivent avec toi.

- Pour éviter d'écrire sans arrêt « garçon et fille », on a choisi « enfant ». Les adjectifs seront donc au masculin. Mais les filles ne doivent pas se sentir oubliées.

- Ce livre détaille la méthode Papillote et ce qu'il faut faire pour que tu réussisses avec cette méthode. Il explique aussi pourquoi et comment elle fonctionne : tu as le droit de comprendre avant d'agir et tu réussiras mieux si tu comprends ce que tu fais et pourquoi tu le fais.

- La rédaction a été adaptée aux jeunes adolescents avec l'aide de Baptiste, un garçon de 12 ans. Si tu es plus jeune, tu auras besoin d'être aidé dans ta lecture. Si tu es plus âgé, tu trouveras parfois le style et le vocabulaire trop simples : ce n'est pas grave.
- Le mot « école » désignera l'école primaire, le collège ou le lycée.
- Si tu ne peux pas marcher parce qu'un handicap t'en empêche, tu devras adapter Papillote ou choisir une autre méthode.
- Des extraits de lettres d'enfants trop gros qui ont guéri en faisant Papillote illustrent le texte. L'ensemble de ces lettres est regroupé dans le chapitre « Témoignages ».
- L'auteur a nommé sa méthode « Papillote » parce que c'est ainsi que ses petits-enfants appellent leur grand-père. Mais une papillote est aussi une friandise d'origine lyonnaise que l'on offre aux enfants à Noël : c'est un chocolat accompagné d'un papier portant un message, le tout enveloppé dans un papier doré... Les pages qui suivent sont le message de Papillote aux enfants trop gros qui veulent guérir.

Es-tu trop gros ?

Si le mot « gros » te choque, te blesse ou te chagrine, il faut qu'on s'explique. Tu entends peut-être des moqueries qui contiennent ce mot et tu ne le supportes plus. Mais « gros » n'est pas un gros mot, c'est un mot simple et ordinaire comme garçon ou fille, grand ou petit, blond ou roux, jeune ou vieux. Peut-être ne l'aimes-tu pas parce que tu penses que c'est mal d'être gros ou que c'est de ta faute si tu es gros. Disons-le clairement dès maintenant : il n'y a rien de mal là-dedans, tu n'as rien fait de mal. À qui donc la faute ? À la société. Il y a davantage d'enfants gros depuis quelques années. On ne sait pas expliquer clairement pourquoi ni ce qu'il faudrait faire pour éviter cette augmentation. Alors, on dit que c'est un phénomène de société, autrement dit que c'est la faute de la société, donc des adultes puisqu'ils sont responsables de la société. Tu n'es pas coupable d'être devenu gros mais tu es responsable, avec tes parents, à partir de maintenant, de ce que tu vas faire pour te guérir. On utilisera le mot « gros » simplement parce que c'est le plus habituel pour parler des enfants qui ont un excès de poids, du poids en trop. On ne met dans ce mot rien d'autre que ce qu'il veut dire et on ne pense aucun mal à ton sujet. Est-ce bien clair ? Si, malgré tout, tu ne supportes pas ce mot, remplace-le par un autre.

D'autres mots si tu ne veux pas dire « gros »

- Si tu as une bonne carrure : carré, corpulent, énorme, imposant, large, maous, malabar, massif.
- Si tu as de la force : balèze, baraqué, costaud, fort, puissant, robuste, solide, vigoureux.
- Si tu ne crains pas qu'on parle de graisse : adipeux, bien en chair, charnu, gras, grassouillet, potelé, replet.
- Si tu préfères la douceur : bidou, bouboule, boule de suif, dodu, empâté, patapouf, poupin, poupon, poussah.
- Si tu as de bonnes joues : bouffi, boursouflé, enflé, gonflé, grossi, joufflu, soufflé.
- Si tu aimes tes rondeurs : arrondi, rebondi, rond, rondelet, rondouille, rondouillard.
- Si tu te trouves bien protégé : enrobé, enveloppé, épais, étoffé, rembourré.
- Si tu veux évoquer ton poids : lourd, pesant, plantureux, plein.
- Si tu as surtout un bon ventre : bedonnant, pansu, ventripotent, ventru.
- Si tu n'es pas très grand : boulot, courtaud, trapu.
- Si tu aimes bien le langage médical : obèse.

Si aucun de ces mots ne te convient, inventes-en un autre, par exemple « azerty », les six premières lettres du clavier, ou « wxcvbn », les six dernières, mais ce sera plus délicat à prononcer.

Pèse-toi pour connaître ton poids

Pour savoir si tu es trop gros et connaître ton excès de poids, c'est-à-dire quel poids tu as en trop, il faut connaître ton poids. Si tu as été pesé récemment chez ton médecin ou à l'école, ton poids est inscrit dans ton carnet de santé. Sinon, il faut te peser. Tu peux le faire tout seul. Il te suffit d'une balance appelée pèse-personne. C'est un plateau sur lequel tu montes : ton poids est alors indiqué par une aiguille sur un cadran ou affiché dans une fenêtre lumineuse.

Remarque : pèse-toi toujours tout nu, le matin, après être passé aux toilettes et avant de déjeuner.

Quel est ton excès de poids ?

Tu connais donc ton poids. Tu peux déjà te demander si tu es réellement trop gros et quel est alors ton excès de poids : 1 kg ? 5 kg ? 15 kg ? Les enfants gros estiment souvent correctement leur excès de poids, mais quelquefois ils se trompent. Il faut donc connaître le poids limite que tu ne devrais pas dépasser actuellement. Ce poids limite dépend de :

En un an, Benjamin avait pris 10 kilos (7 kilos de trop par rapport à la courbe de poids). C'était l'année de sa 6e.
(Madame M.)

- ta taille : si tu es grand, tu peux raisonnablement être plus lourd que si tu es petit ;
- ton âge : c'est moins évident, on en reparlera plus loin ;
- ton sexe : le poids limite est un peu différent selon que tu es un garçon ou une fille.

Comment bien te peser

Pour activer la balance, il faut appuyer légèrement dessus, enfoncer un bouton ou frapper des mains. Attends qu'elle indique « 0,0 kg ». Monte dessus, reste immobile et lis ton poids.

Ta balance doit être :

- **fidèle**. Si tu montes dessus deux fois de suite, le résultat ne doit pas changer. Sinon, la balance te trompe ; il faut donc t'en séparer.
- **juste**. On entend parfois dire : « Le poids dépend de la balance » ou, quand le poids a changé : « Ça ne veut rien dire, ce n'est pas la même balance ! » Ces réflexions sont malheureuses. Une balance doit indiquer le poids de la personne qui est dessus et pas n'importe quoi. Ton poids ne dépend pas plus de ta balance qu'une longueur en géométrie ne dépend de ton double décimètre ! Pour vérifier que ta balance est juste, empruntes-en une autre. Si elles donnent le même résultat, elles sont probablement justes. Sinon, l'une des deux ne l'est pas ; il faut donc t'en séparer. Pour savoir laquelle, il faudrait comparer avec une troisième !
- **précise**. Les pèse-personnes habituels ont une précision de 1 kg (= 1000 g) ou de 0,5 kg (= 500 g). Quand la précision est de 1 kg, le poids affiché change à chaque kilo : 39 kg ; 40 kg ; 41 kg. Quand elle est de 500 g, le poids affiché change à chaque demi-kilo : 39,5 kg ; 40 kg ; 40,5 kg. Cela suffit pour savoir si tu es trop gros. Mais si tu décides de faire Papillote, il faudra surveiller ton poids avec une balance de précision 100 grammes : 40,1 kg ; 40 kg ; 39,9 kg.

Comment faire pour mesurer ta taille ?

À défaut de toise, l'instrument médical idéal pour mesurer la taille, tu peux te contenter d'une grande équerre (un grand livre peut faire l'affaire), d'un crayon et d'un double mètre de bricoleur.

- **Mets-toi debout** contre un mur, les pieds à plat. Joins les talons, écarte un peu l'avant des pieds, étends-toi le plus haut possible. Si tes genoux se gênent, écarte tes talons juste ce qu'il faut pour que tes genoux soient bien côte à côte. Regarde droit devant toi.
- **La personne qui t'aide** appuie un côté de l'équerre verticalement sur le mur au-dessus de ta tête et l'autre côté horizontalement sur ta tête. Elle trace un repère sur le mur juste sous l'angle droit de l'équerre.
- **Mesure ensuite** la distance du sol au repère : voilà ta taille.
- **Sois précis :** si tu te trompes de 2 cm, l'erreur sur le poids limite peut atteindre 1,5 kg. Tu dois te mesurer avec une précision de 5 mm, voire 2 mm.

Mesure-toi plutôt le matin parce que ta taille peut diminuer très légèrement au cours de la journée : en effet les disques cartilagineux entre tes vertèbres peuvent se tasser un peu.

Le poids limite est indiqué dans le tableau à la fin du livre (Annexe 1, p. 198). Pour utiliser ce tableau, tu as besoin de ta taille. Elle est inscrite dans ton carnet de santé si tu as été mesuré récemment chez ton médecin ou à l'école. Sinon, il faut que quelqu'un t'aide à te mesurer.
Avec ton âge, en années et en mois, et ta taille, en centimètres, cherche quel est ton poids limite dans le tableau qui se trouve à la fin du livre (Annexe 1, p. 198).

Comment est établi le poids limite ?

Les poids limites ont été établis avec deux méthodes dont les résultats sont identiques.

Première méthode

Les adultes gros ont plus de risques d'avoir des maladies comme le diabète – une maladie du pancréas qui peut donner des complications dans de nombreux organes – ou des maladies du cœur. Les spécialistes ont calculé au-dessus de quel poids ce risque augmentait. Ainsi, pour une femme de 165 cm, le risque augmente si elle pèse plus de 68 kg, ce qui est donc son poids limite. Si elle pèse 70 kg, donc un peu au-dessus du poids limite, elle risque un tout petit peu plus d'avoir ces maladies que si elle pesait 65 kg, un peu au-dessous du poids limite. À 90 kg, elle a beaucoup plus de risques d'avoir ces maladies.
Les spécialistes ont mesuré combien un adulte dont le poids est égal au poids limite a de réserves de graisse – on dit aussi : tissu adipeux – et comment cette réserve de graisse augmente dans l'enfance. Ils ont alors pu extrapoler – mot savant qui signifie

transposer, adapter – aux enfants les poids limites des adultes. Un poids limite de 68 kg pour une femme de 30 ans qui mesure 165 cm correspond à un poids limite de 56 kg pour une fille qui a 12 ans et demi et qui mesure 157 cm.

Seconde méthode

Entre 1953 et 1973, des enfants de la région parisienne ont été pesés et mesurés régulièrement. Les spécialistes ont décidé, arbitrairement, c'est-à-dire sans raison particulière, que 3 % de ces enfants étaient trop gros et ils ont établi les poids limites entre ceux-ci et les autres.

Fais ton calcul précisément

Voici un extrait du tableau pour les garçons de 10 ans et demi :

Taille	152 cm	153 cm	154 cm
Poids limite	47,7 kg	48,3 kg	49,0 kg

Samuel est un garçon de 10 ans et demi, il pèse 55 kg. Il mesure 152 cm. Son poids limite est 47,7 kg. Il est donc trop gros. Il a 55 – 47,7 = 7,3 kg en trop.

S'il mesurait 152,5 cm, juste au milieu de 152 cm et 153 cm, son poids limite serait juste au milieu de 47,7 kg et de 48,3 kg, donc 48,0 kg. Il aurait alors 7 kg en trop. S'il mesurait 153,3 cm, plus près de 153 cm que de 154 cm, son poids limite serait plus près de 48,3 kg que de 49,0 kg, donc 48,5 kg ou 48,6 kg. Il aurait alors 6,4 ou 6,5 kg en trop.

Te voilà doublement renseigné

- Tu sais si tu es trop gros.
- Si tu l'es, tu connais ton excès de poids.

> *J'ai réussi à perdre tous les kilos en trop et j'ai maintenant un poids qui ne dépasse pas la normale. (Julie)*
> *Vous me dites que je dois perdre 7,5 kg. (Céline)*

Si ton poids est au-dessous du poids limite, tu n'es pas trop gros

Il est inutile de te peser et de te mesurer très souvent. Refais les mesures de poids et de taille dans 6 mois, c'est suffisant. Si tu devenais trop gros, il serait temps de réagir. Puisque tu n'es pas trop gros, ce livre n'a donc pas été écrit pour toi. Tu peux le jeter, le ranger, le rendre si on te l'a prêté ou le donner à un ami trop gros.

Si tu persistes à penser que tu es trop gros, tu te trompes. Tu es donc un enfant qui n'est pas trop gros mais qui se trouve trop gros. Cela mérite réflexion.

Si quelqu'un te l'a dit, il s'est trompé

Même des adultes qui se croient bien renseignés, même les parents, peuvent se tromper ! Montre-leur le tableau des poids limites et, s'ils ne sont pas d'accord, propose-leur d'en parler à ton médecin. Il confirmera que tu n'es pas trop gros.

Mais c'est peut-être toi qui t'inquiètes inutilement

Essaie de comprendre pourquoi. Voilà trois explications possibles à ton erreur de jugement :

- Tu as pris un peu de ventre, quelques bourrelets de graisse que tu trouves laids quand tu es en maillot de bain. C'est fréquent vers 10 ou 12 ans et cela disparaîtra probablement à la puberté, cette période de la vie où ton corps va se modifier et devenir un corps adulte.

- Tu te compares aux autres, surtout si tu es au collège et si tu es une fille. Au collège, on n'aime pas être différent. Mais il y aura toujours des enfants plus minces que toi, comme il y aura toujours des plus petits, des plus grands et des plus gros.
- Tu es séduit par des stars que tu vois dans les journaux ou à la télévision. Tu les trouves beaux ou belles et tu voudrais leur ressembler. Attention ! Beaucoup de stars ou de mannequins, surtout les femmes, ont une minceur inhabituelle et doivent se donner beaucoup de mal pour rester minces. On confond souvent mince et beau. Est-ce qu'on t'a déjà dit que tu n'étais pas beau ou pas belle à cause de ton poids ?

Si tu n'es pas convaincu et que tu persistes à te trouver trop gros alors que ce n'est pas vrai, réfléchis soigneusement avant de faire quelque chose pour mincir. C'est difficile et souvent pénible. Tu risques de perdre une part de ta gaieté et donc de ton charme.

Si ton poids est au-dessus du poids limite, tu es trop gros

Si ça ne t'étonne pas, tu peux aller directement au chapitre « Es-tu motivé ? ». Si ça t'étonne, si tu trouves que le poids limite est bien sévère, c'est peut-être parce que tu es grand pour ton âge. En regardant le tableau des poids limites, tu peux vérifier que les enfants grands pour leur âge sont désavantagés.

Hicham, garçon de 11 ans et 10 mois mesurant 152 cm, donc plutôt grand pour son âge, est trop gros s'il pèse plus de 50,8 kg. Maxime, garçon de même taille, 152 cm, mais âgé de 13 ans et 3 mois, donc de taille moyenne pour son âge, peut peser jusqu'à 53,9 kg sans être trop gros. Pas de chance pour les grands !
Si, malgré cette précision, tu n'admets toujours pas que tu es trop gros, c'est peut-être parce que tu as peur. Voici 3 explications possibles à cette peur :

- tu crois que c'est grave ;
- tu penses que tu ne pourras pas guérir ;
- tu crains ce qu'il faudra faire pour guérir.

Tu crois que c'est grave

Certaines personnes, quand elles craignent d'avoir quelque chose de grave, préfèrent ne pas le savoir ou se dire que ce n'est pas vrai. Mais être un enfant gros, ce n'est pas grave. Pas de panique ! On n'en meurt pas !
Tu as peut-être l'impression que c'est grave d'être gros parce qu'on en parle souvent sur un ton alarmant dans les médias, les journaux, la radio et la télévision. On en parle de plus en plus parce que les enfants gros sont plus nombreux qu'avant (3 % il y a 40 ans et plus de 15 % maintenant) et les médias parlent davantage de ce qui est fréquent. On parle aussi d'épidémie. Ce mot fait peur. En fait, il s'applique à toutes les maladies subitement

> *Dans le monde, des millions d'enfants sont trop maigres parce qu'ils n'ont pas assez à manger. Chaque jour, des milliers en meurent. Ça, c'est grave. C'est une réelle catastrophe et un vrai scandale.*

fréquentes, pas seulement celles qui sont graves : il y a des épidémies de poux ! Ce qui est grave, ce n'est pas qu'un enfant, toi par exemple, soit gros, c'est que vous soyez brusquement si nombreux à l'être.

Tu penses que tu ne pourras pas guérir

À force d'écouter les médias se lamenter en disant que les enfants gros sont de plus en plus nombreux, on oublie qu'ils peuvent guérir. On parle des gros comme on parle des malades qui ne guérissent jamais. C'est faux :

- tu peux guérir ;
- si tu le veux ;
- si tu es motivé ;
- et si tu fais ce qu'il faut pour te guérir !

Des enfants ont été gros et ne le sont plus mais on ne s'en rend pas compte. En effet, on voit facilement qu'un enfant est trop gros, mais on ne voit pas qu'un enfant a été trop gros et qu'il est guéri : ce n'est pas écrit sur son front et ça ne laisse pas de cicatrice. On compte facilement les gros, on ne sait pas compter ceux qui ont guéri.

Jusqu'à présent, la société, dirigée par les adultes, a été incapable de diminuer le nombre des enfants qui devenaient trop gros puisque c'est la conséquence de choix qu'elle a faits et qu'elle fait encore. Mais si on aidait davantage les enfants devenus gros à guérir, il y aurait forcément moins de gros !

La société des adultes n'a pas su éviter que tu deviennes gros, mais tu peux te guérir malgré elle. Avec Papillote, tu vas te guérir.

Tu crains ce que tu devras faire pour te guérir

Et tu préfères donc te dire que tu n'es pas gros ! Cette attitude est très fréquente. Tu imagines peut-être que ça sera très pénible, que tu devras manger tout ce que tu n'aimes pas et rien de ce que tu aimes, ou faire du sport alors que tu en as horreur. Tu as même peut-être déjà utilisé une méthode qui a échoué et qui t'a laissé un mauvais souvenir, en particulier si elle a été efficace quelques semaines, puis que tu l'as abandonnée et que tu te sens coupable de ne pas l'avoir poursuivie. Mais certaines méthodes ne peuvent pas être suivies longtemps. Si tu as ce genre de craintes, la méthode Papillote pourrait bien te convenir. Elle ne t'interdit pas de manger ce que tu aimes, elle ne t'oblige pas à manger ce que tu n'aimes pas, elle ne t'oblige pas à faire du sport.

Si tu persistes à considérer que tu n'es pas trop gros, même un peu trop gros, ce livre ne peut plus t'aider. Range-le. Ne le jette pas : tu peux en avoir besoin plus tard si tu changes d'avis.

Si tu admets que tu es trop gros, un peu ou beaucoup, tu peux continuer ta lecture. Il faut maintenant que tu répondes à deux questions :

- Es-tu motivé ?
- Vas-tu être aidé ?

Es-tu motivé ?

Il n'y a pas de médicament pour guérir les gros. Sinon ça se saurait ! Ils en prendraient tous et il n'y aurait plus de gros. Chaque fois qu'on a annoncé la découverte d'un médicament ou d'une méthode miraculeuse qui guérissait les gros, c'était une arnaque ou un médicament dangereux.

Si tu veux te guérir, tu ne vas pas prendre un médicament, mais tu vas devoir changer ton comportement, c'est-à-dire ce que tu fais. Si tu choisis Papillote, tu devras marcher plus sans manger plus. Ce ne sera pas facile tout le temps : certains jours tu n'en auras pas envie. Le moteur du changement, c'est toi. C'est toi qui peux réussir à changer. Pour réussir à te guérir, il faut que tu en aies envie, que tu sois motivé. Les mots « motivation » et « moteur » sont de la même famille.

Vous marquez sur votre feuille « motivation +++ ». (Céline)
Benjamin était très motivé après la consultation, et moi-même déculpabilisée. (Madame M.)

Pourquoi veux-tu ne plus être gros ?

Pour savoir si tu es motivé, réponds à une question simple : pourquoi, pour quelles raisons as-tu envie de ne plus être gros ? Si tu réponds « parce que » ou « parce que j'en ai envie » ou « parce que je ne veux plus être gros », tu tournes en rond. Pour t'aider, on peut poser la question autrement.

> *J'ai pris l'initiative de prendre le rendez-vous car je voulais perdre du poids. (Laurent)*
> *Mais ma volonté me poussait à faire de mon mieux. (Frédéric)*

Est-ce que cela te gêne ?

Quand est-ce que ça te gêne d'être gros ? Où ? À quelle occasion ? Ton poids ne te gêne pas tout le temps. Quand tu dors, quand tu lis, quand tu fais tes devoirs, il ne te gêne pas. Alors, où et quand te gêne-t-il ?

- dans la rue ?
- dans la cour de l'école ?
- à la piscine ?
- en EPS ?
- quand tu danses ?
- dans les magasins d'alimentation ?
- quand tu achètes un vêtement ?
- en été ?
- à la plage ?
- pendant les repas ?
- quand tu es invité ?
- face à quelqu'un en particulier ?

Si tu n'as pas de réponse, si tu ne peux pas dire où et quand ça te gêne, pourquoi voudrais-tu changer ? Avant de conclure que tu n'es pas motivé, essaie de remplacer le mot « gêner » par le mot « souffrir ».

Souffres-tu d'être gros ?

- D'y penser te rend-il triste ou malheureux ?
- Où et quand ton poids te fait-il souffrir ?

Chose importante : la pesée ! Résultat des courses : 70,4 kg. J'ai honte […] Je sais qu'à ce moment j'ai pleuré. (Céline)

Qu'est-ce que tu gagnerais si tu n'étais plus gros ?

Qu'est-ce qui serait mieux si tu n'étais plus gros, qu'est-ce que tu pourrais faire que tu ne peux pas faire actuellement ? Si tu as une réponse, tu es motivé. Si tu n'en as toujours pas, tu ne sembles décidément pas motivé. Pour en être sûr, voici dix bonnes raisons données par des enfants gros. Certaines ne t'intéresseront pas. Mais il y en a peut-être une ou plusieurs auxquelles tu penses mais que tu n'oses pas citer parce que tu les trouves ridicules. Elles ne le sont pas. Tu peux te reconnaître dedans.

À chacun ses bonnes raisons

Antoine voudrait qu'on ne se moque plus de lui

Antoine est en CM2. Depuis la maternelle il se fait traiter de « grosse vache » à la récréation. Certains enfants sont méchants avec lui. Leurs plaisanteries sont grossières et stupides, mais elles lui font de la peine. On apprend, en particulier à l'école, à ne pas se moquer de ceux qui sont différents – couleur de peau, taille, malformation, tic – ou de ceux qui ne réussissent pas en classe. On n'a pas le droit de se moquer des gros. Personne n'a le droit de se moquer de toi à cause de ton poids. Les adultes, qui devraient protéger les enfants,

J'ai quand même dû subir les moqueries de mes camarades parce que j'étais vraiment trop grosse. (Noémie) Je suis venue […] car mon amoureux se moquait trop souvent de moi. (Océane)

ne font pas toujours bien attention à protéger les gros. Et quelquefois ce sont des adultes, parfois même des enseignants ou des parents, qui sont moqueurs. Si on se moque de toi, tu peux :

- te mettre en colère ;
- laisser couler ;
- rigoler avec les moqueurs ;
- ou les faire taire, en te guérissant.

Comme ce n'est pas facile, ils seront étonnés et admiratifs : tu auras cassé leurs moqueries.

Je me gavais mais je n'étais pas fière du résultat : je grossissais [...]. Les jours se sont écoulés et on m'a dit : « Tu t'es affinée, tu as grandi, tu as maigri ». Et là, j'étais fière de moi. (Angélique)

Des enfants un peu gros qui ne subissent pas de moqueries se disent parfois que, s'ils grossissent encore, les autres finiront par se moquer d'eux. C'est une bonne raison pour régler le problème avant. Inversement, des enfants très gros depuis longtemps disent que les réflexions au sujet de leur poids ne leur font plus rien et qu'ils se moquent des moqueries. Ils le disent un peu vite. En réfléchissant, ils reconnaissent souvent qu'ils en souffrent. Si c'est ton cas, si tu es habitué aux moqueries et à la souffrance qu'elles entraînent, tu as toujours le droit de réagir, de décider que ça suffit et de casser les moqueries – et ta souffrance – en te guérissant.

Blandine voudrait être comme les autres

Blandine est au collège et n'aime pas se distinguer : elle aime bien parler comme les autres, regarder les mêmes émissions de télé, s'habiller pareil, être à la mode. Comme elle est grosse, elle se dit que ça se voit, qu'elle est différente et que les autres en parlent dans son dos. Elle se fait peut-être des illusions : ils parlent plus sûrement d'autre chose. Mais en attendant :

- elle s'isole ;
- elle reste dans son coin ;
- elle redoute la piscine et les séances d'EPS ;
- elle craint le regard des autres ;
- elle hésite à aller vers eux à cause de son poids.

Elle en souffre : c'est une bonne raison pour vouloir guérir.

Clément voudrait mettre les vêtements qui lui plaisent

Clément va acheter un pantalon. Il en choisit un. Il l'essaie. Il ne peut pas le fermer. Il doit y renoncer et en prendre un autre. Ce moment qui devait être heureux devient un drame. Sa mère est ennuyée et ne peut pas s'empêcher d'en rajouter : « Tu vois, si tu n'étais pas si gros... » Voilà une bonne motivation : pouvoir s'habiller comme on veut et comme les autres.

> *Maintenant, je suis beaucoup plus mince, je peux mettre de plus beaux habits ! (Angélique)*

Delphine voudrait plaire

C'est souvent une raison d'adolescent, mais on peut avoir envie de plaire plus tôt. On ne promet pas à Delphine qu'elle plaira davantage quand elle ne sera plus trop grosse. Charmant et gros ne sont pas opposés ;

mince et charmant ne sont pas synonymes. Mais elle a le droit de le penser. Et si ça la motive, qu'elle en profite : ce sera son moteur.

Étienne voudrait être moins essoufflé quand il court

C'est une raison facile à comprendre. Son excès de poids, 12 kg, il le porte en permanence. Tout se passe comme s'il vivait en portant un sac de 12 kg. Il ne s'en rend pas compte quand il nage ou quand il glisse. Mais quand il court, quand il grimpe ou quand il saute, il doit soulever son corps, avec le sac, et c'est très pénible. Quand il court avec d'autres, il est pénalisé par le sac et il s'essouffle plus vite.

Si tu es gros depuis longtemps, tu t'es habitué au sac. Tu as pris l'habitude de courir

- moins vite ;
- moins souvent ;
- moins longtemps.

Tu t'es adapté. Veux-tu savoir comment tu te sentiras quand tu te seras guéri ? Fais l'expérience proposée page suivante.

Fabien voudrait faire du foot, le sport qu'il aime

En théorie, un excès de poids n'empêche pas de faire du sport : un enfant trop gros peut shooter dans un ballon, frapper une balle avec une raquette ou glisser sur des patins. Dans certaines disciplines, l'haltérophilie ou le sumo, les athlètes sont très gros. Mais ils se déplacent peu. Dans les autres sports, il faut se déplacer et les gros sont gênés par leur poids : les champions de course d'endurance ou d'escalade ne sont jamais gros.

Fais une expérience : et si tu pouvais te libérer de ton poids ?

- **Remplis un sac à dos** avec autant de kilos que tu en as en trop.
- **Porte-le** un quart d'heure, une heure, une journée si tu peux!
- **Marche**, cours, grimpe, saute.
- **Quand tu l'enlèveras**, tu te sentiras mieux!

Comme les gros portent un sac, ils bougent moins, ils marchent moins, ils restent plus souvent assis : on dit qu'ils deviennent sédentaires – d'un mot latin qui signifie « être assis ».

Quand on fait du sport, on se compare aux autres. Comme le gros est pénalisé par son poids, il perd souvent et, comme il n'aime pas perdre, pas plus que les autres, il finit par renoncer. Parfois même il est rejeté par ses équipiers qui l'accusent de les faire perdre. Fabien a déjà connu cette expérience pénible. Il a quitté son club parce qu'il se sentait méprisé.

> Ça m'a en plus aidé pour le sport que je pratique maintenant sans être essoufflé, je me sens beaucoup mieux comme ça. (Alex)

Faire du sport n'est pas indispensable pour être heureux. Mais avoir envie de pratiquer un sport est une bonne motivation. Avec Papillote, Fabien ne fera pas du foot pour se guérir, il se guérira pour pouvoir faire du foot... après.

Gaëlle voudrait se sentir mieux dans sa peau

On entend souvent cette expression « se sentir mieux dans sa peau ». On ne sait pas très bien ce qu'elle veut dire. Gaëlle ne parvient pas à préciser. Elle ajoute quand même : « Je ne m'aime pas. » Cette raison, être mieux dans sa peau, rassemble un peu les raisons précédentes : être comme les autres, plaire, ne pas être essoufflé en courant et pouvoir faire du sport. On ne peut pas jurer à Gaëlle qu'elle sera mieux dans sa peau, qu'elle s'aimera davantage, quand elle sera moins grosse. Mais beaucoup de gros guéris le disent. Leur avis et leur expérience sont précieux.

> J'ai réussi car je voulais perdre ces kilos de façon à ce que je me sente mieux dans ma peau. (Julie)
> C'est vrai que je ne me sentais pas bien dans ma peau. (Noémie)

La méthode Papillote m'a permis d'atteindre le poids correspondant à ma taille et ainsi me sentir mieux dans mon corps et dans ma tête.
(Frédéric)

Hamid voudrait être pompier

Certains métiers sont pénibles pour les gros, parfois même impossibles à exercer. Si l'un d'eux te passionne, ce serait dommage d'y renoncer à cause de ton poids.

Inès voudrait que ses parents la lâchent avec son poids

Ils lui en parlent souvent. Elle leur répond : « C'est mon problème. » Mais leur inquiétude est raisonnable. Ils craignent qu'elle regrette plus tard, si elle reste grosse, de n'avoir rien fait plus tôt et qu'elle leur reproche alors de ne pas l'avoir assez mise en garde. Vouloir faire plaisir à ses parents est une raison sympathique mais probablement insuffisante pour qu'Inès se débarrasse de son excès de poids. Cependant elle ne devrait pas négliger leur avis : ses parents sont les adultes qui la connaissent le mieux et qui ont le plus souci d'elle et de son avenir. Elle leur fait confiance pour beaucoup de choses. Pourquoi pas pour son poids ? En la prévenant, ils jouent leur rôle de parents. De plus, ils lui font comprendre qu'ils veulent l'aider, qu'ils peuvent l'aider.

À cet âge, les adolescents refusent souvent les conseils de leurs parents.
(Madame D.)

Jules a peur de ressembler à son grand-oncle François

La vie de François est pénible. Il est très gros depuis longtemps, il a du diabète et se déplace difficilement. Il faudrait qu'il bouge pour maigrir, mais c'est devenu pratiquement impossible et il y a renoncé. Jules a pu parler avec son grand-oncle. Ce n'était pas facile car celui-ci, comme beaucoup d'adultes très gros, n'aime pas évoquer sa souffrance car il se sent responsable et honteux. Il a dit à Jules : « Pour moi, c'est trop difficile maintenant ; je regrette d'avoir trop attendu ; j'aurais dû faire quelque chose à ton âge. »

Kevin veut être opéré moins souvent

Kevin a une maladie rare des os. Il a été opéré des jambes et des chevilles. Il sait qu'il faudra recommencer. Son chirurgien pense que Kevin devrait perdre du poids pour soulager ses jambes et réduire le nombre d'opérations nécessaires.

Laurane pense qu'un excès de poids, c'est une maladie

Très peu d'enfants gros pensent comme elle. Toi-même tu ne te considères probablement pas comme malade parce que :

- tu n'as mal nulle part ;
- tu ne tousses pas ;
- tu ne fais pas de malaises ;
- tu ne perds pas connaissance ;
- tu n'as pas de boutons ;
- tu ne boites pas ;
- tu n'as pas de paralysie ;
- tu ne manques pas l'école ;
- tu n'es pas allé à l'hôpital ;
- tu n'as pas eu de radios ;
- tu ne prends pas de médicaments.

Bref, être gros quand on est un enfant, ça ne ressemble pas beaucoup à une maladie. Certes, ton excès de poids peut donner des complications. Certaines sont invisibles : ton foie peut se charger de graisse. D'autres sont rares mais graves : les articulations de tes hanches risquent de se détériorer. Mais on ne peut pas te faire peur en te disant qu'être gros c'est dangereux pour ton cœur ou tes poumons maintenant : ce n'est pas vrai.
Cependant, il faut que tu saches qu'un enfant gros qui ne fait rien pour se guérir devient une fois sur deux un adulte gros. Une fois sur deux, c'est souvent. Et les adultes gros risquent davantage que les autres d'avoir des maladies parfois graves. Si tu n'as qu'un seul kilo de trop, tu n'as qu'un tout petit peu plus de risques de rester gros et d'être malade à l'âge adulte. Mais si tu as déjà 15 kg de trop et que tu ne fais rien pour te guérir, tu as beaucoup plus de risques de rester gros et d'être malade à l'âge adulte.

Je me pose une question : « Lorsque je serai grande, est-ce que je serai un peu forte ? » (Angélique)

En n'étant plus trop gros dès maintenant, tu diminues le risque de devenir un adulte gros et donc plus souvent malade que les autres.
Si tu te dis : « C'est loin, je peux attendre », tu joues à la loterie. Tu peux gagner et guérir sans rien faire. Alors tu triompheras : « Voyez, j'avais raison d'attendre. » Mais tu peux perdre, continuer à grossir et le regretter : « J'aurais dû réagir plus tôt. » En effet, plus tard, la guérison sera plus difficile et plus longue à obtenir.

Est-ce qu'il y a un risque pour que tu sois gros plus tard ?

- **Si tu as 14 ans** et que tu as 25 kg en trop, que tu es gros depuis la maternelle et que tes deux parents sont gros, le risque est considérable et tu as vraiment intérêt, pour ne pas être malade plus tard, de te guérir de ton excès de poids dès maintenant. Ça y est, c'est dit et même redit.
- **Inversement**, si tu n'as que 10 ans et que tu as seulement 1 kilo en trop, que tu n'as jamais été gros auparavant et que tes parents ne sont pas gros, le risque est faible : tu peux patienter.

Refais les mesures de poids et de taille dans 6 mois. Si ton excès de poids a augmenté, il sera temps de choisir une méthode, Papillote ou une autre, pour arrêter de grossir.

On aimerait bien prévoir comment ton poids va évoluer si tu ne réagis pas maintenant, mais on ne sait pas le faire. On sait juste que tu risques davantage de rester gros à l'âge adulte :

- si tu es déjà adolescent ;
- si tu es déjà très gros ;
- si tu es gros depuis longtemps ;
- si ton père ou ta mère ou les deux sont gros.

Si une des raisons citées correspond à quelque chose que tu pensais mais que tu n'avais pas osé exprimer, Papillote peut t'intéresser. Continue ta lecture.

Écris les raisons pour lesquelles tu ne veux plus être gros. Ce sont les tiennes, donc de bonnes raisons pour toi. Tu pourras t'appuyer dessus. Elles changeront peut-être. Peu importe. L'essentiel, c'est que tu en aies toujours au moins une, la tienne, donc une bonne.

Si tu n'as toujours aucune raison de ne plus être trop gros, si tu n'en as pas envie, si tu n'as pas de moteur, tu ne pourras pas modifier ton comportement. Honnêtement, on ne peut pas actuellement t'aider, à moins de te forcer. Il vaudrait mieux que tu attendes d'être motivé.

Qui va t'aider ?

Que tu aies 1 kg, 10 kg ou 40 kg de trop, si tu es motivé, tu peux te guérir, en faisant Papillote. Il reste cependant une condition au succès, c'est que tu sois aidé. Si tu dis :

- « C'est mon problème » ;
- « Je n'ai pas envie d'en parler » ;
- « Je vais me débrouiller seul » ;
- « Je suis assez volontaire » ;
- « J'aime me sortir tout seul des difficultés ».

> *Voici le témoignage d'une mère qui a aidé son enfant à ne plus être gros grâce à la méthode Papillote. (Madame M.)*
> *Pour que Laurent puisse arriver à un résultat, il est certain qu'il a fallu l'aider au quotidien.*
> *(Madame B.)*

On pourrait te répondre : « Chapeau, bravo, débrouille-toi. » Mais ce serait oublier l'expérience des autres, c'est-à-dire la somme des histoires de ceux qui ont connu avant toi le même problème. Tu n'es pas le premier enfant gros motivé. D'autres t'ont précédé et tu leur ressembles. Tu peux te servir de leur expérience pour bénéficier de leurs réussites et éviter leurs erreurs. Or, leur expérience enseigne qu'un enfant gros motivé échoue souvent à se guérir quand il n'est pas aidé,

- soit qu'il ne l'ait pas demandé et qu'il ait voulu se débrouiller seul,

• soit que les adultes n'aient pas suffisamment mesuré combien cette aide était nécessaire.
Inversement, un enfant ex-gros guéri dit souvent qu'il a été bien aidé et remercie ceux qui l'ont aidé.

Pourquoi demander de l'aide ?

Tu ne vis pas seul sur une île déserte. Pour te guérir, comme on l'a déjà dit, tu devras modifier ton comportement, c'est-à-dire ce que tu fais tous les jours, marcher et manger. Tu vas devoir marcher davantage sans manger davantage.

Mais ce que tu fais dépend beaucoup de ce que font tes proches, tes parents et plus généralement ceux qui vivent avec toi. Marcher dépend de toi mais cela dépend aussi de leur emploi du temps, de l'endroit où vous habitez, de la longueur des trajets et du mode de transport familial habituel. Manger dépend de toi mais cela dépend aussi de la façon dont ils mangent.

> *Je suis reconnaissant à mes parents qui m'ont bien aidé [...] Je peux vous dire qu'ils sont très heureux du résultat obtenu.*
> *(Frédéric)*

Pour modifier ton comportement, tu as besoin qu'ils soient attentifs, permettent ces changements et les facilitent. De plus, leur aide renforcera ta volonté de réussir. Quand tu marcheras davantage sans manger davantage, ils le remarqueront, verront que ton comportement a changé et auront davantage envie de t'aider en facilitant ce changement, en supprimant les pièges, peut-être même en modifiant leur propre comportement. Et ainsi de suite, comme une bobine de fil qu'on enroule.

Comment ça marche quand les autres t'aident : le « cercle vertueux »

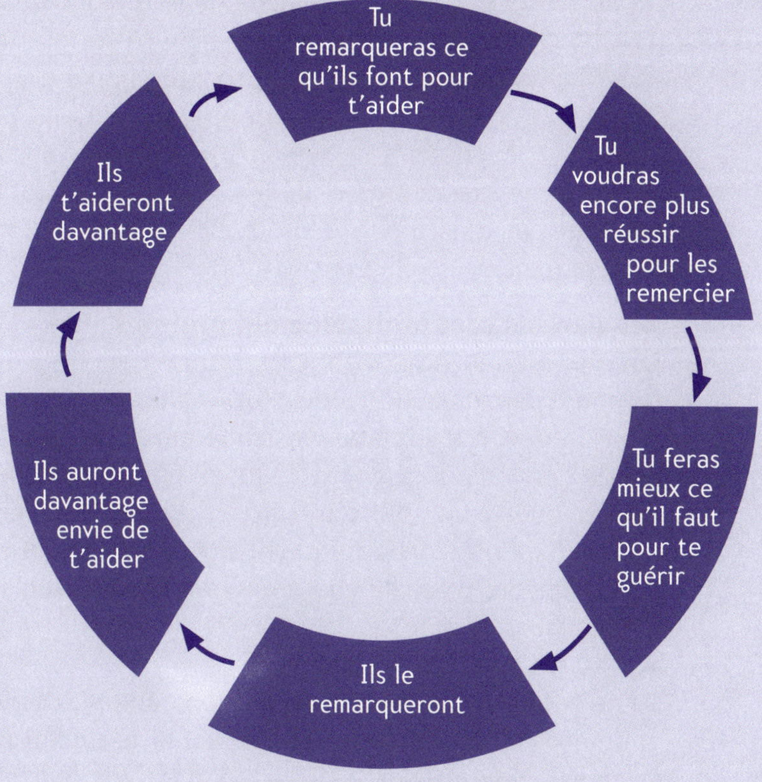

Mais le fil peut aussi se débobiner facilement et rapidement. Si tu te relâches, ceux qui t'aident le remarquent et ont moins envie de t'aider : « J'ai trouvé une boîte de gâteaux vide dans ta chambre ; si tu ne fais plus d'efforts, je ne vois pas pourquoi je me compliquerais la vie pour t'aider. » Ton relâchement les décourage ; ils abandonnent ; tu te retrouves seul face à ton problème ; tu risques d'abandonner. Attention ! Si la bobine se défait, il est facile d'accuser les autres et de les rendre responsables. N'oublie pas que tu es le moteur. Les parents aident le moteur mais ils ne sont pas le moteur.

> *Nous avons bien vécu cette année tout en soutenant Alex et en l'encourageant à continuer, ce qu'il a fait bien volontiers en constatant le résultat. (Monsieur et Madame B., parents d'Alex)*

Tes parents sont probablement prêts à t'aider

Par rapport à un adulte gros, tu as une chance à saisir : tu peux demander de l'aide plus facilement. En effet, c'est un devoir d'adultes, particulièrement de parents, d'aider un enfant à guérir d'un excès de poids. Par contre, quand un adulte est gros, il lui est difficile de demander à un autre adulte de l'aider à maigrir, et cela lui est encore plus difficile de le demander à ses propres enfants.

- **Si tu vis avec tes deux parents**

Tu peux leur parler ensemble ou séparément. Dis-leur vraiment ce que tu ressens. Ne fais ni le fanfaron ni le clown. Sois modeste. Si tu souffres, dis-leur simplement : « Papa, maman, vous savez que je suis trop gros. Vous avez déjà essayé de m'en parler. Jusqu'à présent ça ne me gênait pas et je refusais de vous écouter quand vous me disiez qu'il faudrait faire quelque chose. Mais maintenant j'ai décidé que ça avait assez duré [*ici, tu peux ajouter « et que vous aviez raison », ça leur fera plaisir*]. Je sais que j'ai [*ici, tu précises combien*] kg en trop. Je veux me guérir parce que [*ici, tu précises les raisons*]. Ce ne sera pas facile. La méthode Papillote insiste sur l'aide dont j'ai besoin. Vous n'aurez pas à faire comme moi mais à m'aider à modifier mon comportement, respecter des règles et éviter les pièges. Je serai plus heureux quand je serai guéri et vous aussi. »

Ouf ! Si tu es sincère et que tu parles avec ton cœur, on parie que tes parents seront émus – ils essuieront peut-être une larme – et te répondront quelque chose comme : « Nous sommes très contents que tu sois décidé, c'était un gros souci pour nous ; nous ferons, bien sûr, tout notre possible pour t'aider. »

Si un seul de tes parents est prêt à t'aider

Ton affaire se présente moins bien ! Ton parent-pas-d'accord t'oppose :

- « Tu es très bien comme ça » ;
- « Ça s'arrangera en grandissant » ;
- « Tu es trop jeune pour faire un régime ».

En disant cela, il ne se moque ni de toi ni de ton poids mais il a peur que tu souffres davantage en voulant guérir qu'en restant gros. Propose-lui d'en parler avec un médecin. Si ce parent-pas-d'accord est têtu, autrement dit s'il est persuadé de savoir ce qui est bon pour toi, même s'il se trompe, il corrigera peut-être son attitude quand il verra que tu as réussi à modifier ton comportement et que tu es moins gros. Pour qu'il puisse alors changer d'avis discrètement, il ne faut pas le contrarier maintenant. Dis-lui, délicatement : « Tant pis, ce n'est pas bien grave. Je vais me débrouiller avec l'aide de [ton-parent-d'accord] et quand tu verras que ça marche, tu auras peut-être envie de m'aider. »

Il est possible que ton parent-pas-d'accord soit lui-même trop gros depuis longtemps ; il a essayé de maigrir, il a échoué et il n'aime pas en parler. Si tu lui demandes de t'aider, il est embarrassé parce que ton désir réveille chez lui une déception et des regrets pénibles ; il a peur que tu échoues comme lui et que tu sois déçu. Explique-lui gentiment que tu comprends sa peur, mais que :

> *Pour ne pas se resservir, c'était plus dur car mon père me reproposait toujours les plats. Je ne sais pas s'il le faisait exprès ou s'il oubliait vraiment. Quoi qu'il en soit, ça m'énervait beaucoup. (Céline)*

- la méthode qu'il avait utilisée ne lui convenait sans doute pas : justement, toi, tu vas en prendre une autre ;
- il n'avait peut-être pas osé demander de l'aide à son entourage : justement, toi, tu demandes qu'on t'aide ;
- un enfant gros grandit ; il peut mincir sans maigrir ; il guérit donc plus facilement qu'un adulte gros : justement, toi, tu es un enfant.

Si ces arguments ne le décident pas à t'aider, propose-lui de lire ce livre.

Si tu vis avec un seul parent

Tu as absolument besoin de son aide.

Si tu vis tantôt chez ton père, tantôt chez ta mère

Il faut les convaincre l'un et l'autre de t'aider. Sinon, les résultats obtenus chez l'un peuvent disparaître chez l'autre, même si tu n'y vas qu'un week-end sur deux et la moitié des vacances. S'ils sont séparés, ils ne sont sans doute pas d'accord sur tout. Justement, la méthode Papillote respecte leurs différences et peut être appliquée chez l'un et l'autre sans longue discussion. Si l'un des deux n'est pas prêt à t'aider, la situation est bien compliquée pour toi.

- **Tu peux parler à un grand frère ou une grande sœur comme à tes parents**

Explique ton problème, ta décision de guérir et les règles de Papillote. Souvent, le grand – frère ou sœur – aime venir en aide au petit – frère ou sœur. Si tu as un frère ou une sœur plus jeune, c'est plus compliqué : il peut être moqueur. Il vaut mieux que ce soient tes parents qui se chargent de lui demander de t'aider.

- **Pense aussi à demander l'aide de tes grands-parents**

Chaque fois que tu iras manger chez eux, il faudra faire Papillote. En effet, une journée de relâchement chez eux détruirait le résultat de plusieurs jours d'application chez toi. Il faut que tu leur téléphones pour leur expliquer Papillote avant d'aller chez eux. Ils peuvent réagir favorablement : « Bravo, c'est une bonne idée, nous avions remarqué que tu avais trop grossi, cela nous faisait souci, nous allons t'aider et faire ce que tu nous demandes. » Là, c'est du gâteau. Ou au contraire : « Mais non, tu n'es pas gros, tu es très bien comme ça. » Même des grands-parents peuvent se tromper. Dis-leur pourquoi ton poids te gêne, explique-leur que c'est important pour ta santé et que tu voudrais vivre aussi longtemps qu'eux – évite de dire « aussi vieux que vous ». S'ils ne savent pas te gâter sans te donner à manger, il faut que tes parents interviennent (ton père pour tes grands-parents paternels, ta mère pour tes grands-parents maternels), de façon que les uns et les autres puissent t'aider à faire Papillote.

Si tu manges, même irrégulièrement, chez un autre membre de ta famille ou chez une assistante maternelle, une tata ou une nounou, agis comme avec tes grands-parents.

- **Si tu vis tantôt en internat et tantôt chez tes parents ou dans une famille d'accueil**

Ta situation est plus compliquée mais tu peux cependant te guérir. Demande de l'aide partout où tu vis. À l'internat, si les adultes ont des idées différentes sur la façon de t'aider, demande-leur de se mettre d'accord sur une méthode. La méthode Papillote est bien adaptée à des lieux de vie et à un entourage variés.

- Et tes copains

Tu ne vas pas aller à l'école avec une pancarte : « Au secours, je suis gros, aidez-moi. » Tu ne vas pas réunir tous les élèves de ta classe pour leur expliquer que tu ne veux plus être gros. Mais tu peux faire part de ta décision, en tête-à-tête, à ceux que tu considères comme tes amis. Voici un exemple pour comprendre leur rôle : s'ils te proposent quelque chose à grignoter, tu peux difficilement refuser ; ce serait plus simple s'ils ne te proposaient rien ; il faut donc que tu leur aies demandé auparavant. Le mot « ami » ressemble au mot « aimer » qui ressemble au mot « aider ». Un ami peut aider quand on est ennuyé. Encore faut-il lui dire qu'on est ennuyé.

Les 3 règles de Papillote

Il est temps d'expliquer Papillote. Tu peux préférer une autre méthode. Attention ! Choisis-en une précise.

Faire attention à ce qu'on mange, manger mieux, surveiller son poids, ne pas grignoter, manger moins sucré, manger moins gras, manger de tout, manger varié, manger équilibré, équilibrer son alimentation, avoir de bonnes habitudes alimentaires, bouger davantage, faire de l'activité physique, avoir une bonne hygiène de vie, sont des idées générales. Elles ne constituent pas une méthode.

Papillote est une méthode précise. Elle comporte 3 règles.

Pour chaque règle, lis **toutes** les explications. Puis, si tu es prêt, coche la case :

○ **« D'accord, je vais la suivre. »**

Demande à tes parents de lire les mêmes explications et de cocher la case :

○ **« D'accord, nous allons t'aider à la suivre. »**

Il y a 3 règles, donc 6 cases. Si vous cochez les 6 cases et que tu appliques ensuite les 3 règles, tu te guériras. C'est promis : tu ne seras plus gros.

Règle n° 1 : je marche 30 minutes chaque jour

Règle n° 2 : je ne mange que pendant les repas

Règle n° 3 : je ne me ressers pas

Règle n° 1 : je marche 30 minutes chaque jour

Dans les premières années de Papillote, cette règle était facultative. L'expérience a montré qu'elle était indispensable, et les enfants guéris disent qu'elle est la plus difficile. Cette règle est donc devenue la première. Mieux vaut entendre d'abord la règle la plus dure ! Si tu l'adoptes et que tes parents acceptent de t'aider à la suivre, tu auras fait un pas de géant vers la guérison.

La règle la plus dure à respecter pour Benjamin a été les 30 minutes de marche quotidienne. (Madame M.)

Tu dois dépenser de l'énergie

Tu dois d'abord comprendre pourquoi cette règle est fondamentale. Pour ne plus être gros, il faut réduire tes réserves de graisse. Tu peux dire « tissu adipeux » si tu n'aimes pas le mot « graisse ». La graisse est une réserve d'énergie. Pour la réduire, il faut dépenser plus d'énergie qu'avant. Cette énergie peut faire fonctionner tous tes organes : muscles, cerveau, reins, foie, peau... Mais les seuls organes que tu peux faire travailler davantage sont les muscles. Tu ne peux pas augmenter volontairement l'activité des autres organes. Ainsi ton cerveau dépense toujours la même énergie, même quand tu dors ! Pour dépenser plus d'énergie, il faut que tes muscles travaillent plus fort ou plus souvent ou plus longtemps qu'avant.

Tu as intérêt à choisir des gros muscles. Si tu fais travailler, même toute la journée, les muscles de tes doigts sur un clavier ou les muscles qui font bouger tes yeux devant un écran, tu dépenses peu d'énergie. Les gros muscles sont situés en bas du corps, en particulier dans les cuisses et les fesses. Ils sont gros parce qu'ils doivent travailler en permanence quand tu es debout, même immobile, pour t'empêcher de t'écrouler. Pour les faire travailler davantage, tu peux :

- rester debout toute la journée ;
- t'accroupir, te relever et recommencer ;
- lever les jambes devant toi l'une après l'autre ;
- monter sur une caisse, descendre et recommencer ;
- monter un escalier, descendre et recommencer.

Ces exercices, efficaces pour dépenser de l'énergie, ne sont pas faciles à organiser. Il est difficile de rester debout quand on peut s'asseoir – essaie d'expliquer à un professeur que tu préfères travailler debout ! – ou de s'accroupir et de se relever plusieurs fois parce que ce n'est ni machinal ni discret – essaie dans la cour de l'école sans passer pour un fou !

Laurent a eu plus de mal à faire la marche que le reste. (Madame B.)
Il avait tous les arguments pour ne pas faire 1/2 heure de marche par jour. (Madame D.)

Après avoir expérimenté plusieurs solutions, Papillote a trouvé que ce qui marchait le mieux, c'était la marche. D'où la règle n° 1 : **je marche 30 minutes chaque jour.**

Pourquoi la marche ?

Voici les 11 raisons qui justifient ce choix.

La marche est simple

Il est plus simple de marcher que de courir, ramper, rouler, nager, sauter, glisser, pédaler ou taper dans un ballon. Tu as appris à marcher entre 10 et 18 mois et tu n'as pas oublié. Il n'est pas nécessaire de te faire une démonstration ni de t'inscrire dans un club pour que tu apprennes. Doit-on te rappeler comment on marche ? La marche n'est qu'une suite de pas.

La marche est utile

En marchant, tu te déplaces. Tu peux marcher autour de la cour ou sur un tapis roulant, mais c'est dommage. Si tu marches pour aller à l'école ou chez un copain, faire une course ou promener le chien, tu fais coup double : un trajet utile et un moment de marche nécessaire pour guérir.

La marche est automatique

Quand tu marches, tu n'es pas obligé de te concentrer sur chacun des pas que tu vas faire. Tu peux marcher et faire autre chose : écouter de la musique (sauf quand tu traverses une rue) avec un baladeur (balade signifie promenade) ou un MP3, bavarder avec quelqu'un, chanter ou simplement rêver.

La marche est commode

Mets tes chaussures, ouvre la porte, la marche commence. Tu peux marcher à n'importe quelle heure. Pas de préparatifs, pas de tenue spéciale, pas d'horaire imposé, pas d'échauffement préalable. Tu peux marcher dès que tu sors jusqu'à ce que tu rentres. Tu n'as pas besoin d'être transporté en voiture pour aller marcher : tu peux y aller en marchant et revenir en marchant.

La marche est efficace

Puisque tu es gros, au cours de la marche, les muscles de tes fesses, de tes cuisses et de tes jambes travaillent plus que ceux d'un enfant maigre car ils supportent davantage de poids. Tu dépenses donc davantage d'énergie. Ça tombe bien ! C'est précisément ce dont tu as besoin pour perdre ton excès de poids.

La marche est toujours possible

Qu'est-ce qui pourrait t'empêcher de marcher ?

- S'il pleut, tu prends un parapluie.
- S'il a un peu neigé, tu chausses tes bottes.
- S'il a beaucoup neigé, tu mets des raquettes.
- Si tu as une entorse, tu empruntes des béquilles.

Seul le verglas s'oppose à la marche : si tu es un enfant esquimau, choisis une autre méthode. Rares sont les maladies qui interdisent la marche. Si tes parents ne veulent pas que tu sortes seul, demande-leur de t'accompagner. Ils ont promis de t'aider : voilà une bonne façon de réaliser leur promesse.

> *J'ai eu de la chance, mes amies ont accepté de marcher avec moi [...]. Sinon, il y avait mes parents, surtout ma mère, et mes frères et sœurs quelquefois. (Céline)*

Tu peux aussi demander à un ami ou une amie de marcher avec toi. S'il est gros, vous vous entraiderez pour vous guérir.

La marche est inoffensive

Marcher n'est pas dangereux. Les chutes et les accidents sont rares. Bien sûr, on ne marche pas n'importe où : il faut tenir compte de la circulation. Mais il reste encore assez :

- de chemins pour cheminer ;
- de trottoirs pour trottiner ;
- d'escaliers pour escalader ;
- de passages protégés pour passer protégé.

La marche est indolore

Si tu as mal en marchant, c'est anormal. Parles-en à ton médecin.

La marche est gratuite

La marche est une activité libre :

- ni règlement à observer (en dehors du code des piétons) ;
- ni autorisation à demander ;
- ni licence à acheter.

Il faut un permis pour conduire, pas (encore) pour marcher.

La marche est propre

En marchant,

- tu ne rejettes pas de gaz d'échappement ;
- tu ne pollues pas la nature ;
- tu respectes l'environnement.

La marche est irremplaçable

Si tu n'aimes pas la marche, tu souhaiterais peut-être la remplacer par du roller ou du vélo. Mais ces activités sont moins simples, moins automatiques, moins inoffensives, moins efficaces et moins contrôlables. Papillote les a abandonnées. Attention ! Papillote ne dit pas que tu dois renoncer au vélo ou au roller ! Mais c'est en plus de la marche. Si tu fais du sport, tu peux évidemment continuer, mais tu dois marcher quand même 30 minutes chaque jour. Pour Papillote, le sport ne remplace pas la marche.

> *Si j'avais davantage de temps, j'allais faire une heure, ou plus, de vélo ou de foot. Je pratiquais tout de même le tennis chaque semaine.*
> *(Frédéric)*

Pourquoi 30 minutes ?

Plus, c'est trop, et moins, ce n'est pas assez

Après avoir expérimenté différentes durées, Papillote a retenu 30 minutes. Moins de 30, ce ne sera pas efficace. Les résultats seront trop lents et tu te décourageras. Plus de 30, tu ne le feras pas tous les jours. Si un jour tu marches 2 heures, le lendemain tu seras fatigué, tu auras des courbatures et tu ne marcheras pas du tout. En plus, marcher longtemps donne faim et rend pénible l'observation de la règle n° 2 : **je ne mange que pendant les repas.**

Si tes parents aiment les longues marches le dimanche, explique-leur que tu n'en as pas besoin pour l'instant, que ton sac – voir l'histoire d'Étienne au chapitre « Es-tu motivé ? » – rend les grandes promenades pénibles, donc désagréables, et que tu préférerais qu'ils marchent avec toi moins longtemps mais chaque jour. Ajoute que tu pourras aller en randonnée

avec eux quand tu te seras guéri, si tu en as envie à ce moment-là ! En tout cas, tu ne pourras plus dire que ton poids t'en empêche.
Ces 30 minutes quotidiennes pour marcher, tu peux les trouver facilement. Rappel : une nuit + un jour = 24 heures. Si tu dors 10 heures, il reste 14 heures pour marcher. Les jours de congé, il suffit de choisir 30 minutes sur 14 heures : cela fait 28 possibilités ! C'est un peu plus difficile les jours de classe. Mais tu peux diviser 30 en 2 ou 3. Résultat : 15 minutes matin et soir ou 10 minutes M.M.S., ce qui signifie matin, midi et soir et non pas mardi, mercredi et samedi !

Ne rogne pas sur la durée de la marche

Attention à ne pas rogner : 30 ou 10 minutes de marche, c'est 30 ou 10 minutes entre le premier et le dernier pas. Si tu pars de chez toi 20 minutes avant la sonnerie de l'école, tu ne marches pas 20 minutes : tu comptes forcément un peu large pour ne pas être en retard. Mesure la durée réelle de marche (on t'explique page suivante comment tu peux le faire si tu as Internet).
Si c'est possible, le plus simple serait que tu ailles à l'école et en reviennes pedibus, ce qui veut dire en marchant à pied. Si tu rentres à midi, il suffit que l'école soit à 600 m : avec 4 trajets par jour, les 30 minutes de marche sont assurées. Si tu ne fais que 2 trajets, cela suffit pour les 30 minutes de marche à condition que l'école soit à 1,2 km. Si tu fais les trajets en voiture ou en bus, vois avec tes parents comment vous pourriez modifier cette habitude.

Comment mesurer ta durée réelle de marche ?

Si tu as Internet, vérifie les distances de tes trajets sur un site d'itinéraires et de plans :

- tu indiques les adresses de départ et d'arrivée,
- tu sélectionnes l'option « piéton »,
- tu obtiens la distance entre le départ et l'arrivée.

Comme tu marches à 4 ou 5 km/heure, les correspondances entre distances et durées de parcours sont :

500 m → 6 à 7 minutes

1000 m → 12 à 15 minutes

2000 m → 24 à 30 minutes

- Vérifie avec ta montre.

Quelques exemples d'organisation les jours d'école

Sidonie va à pied à l'école

Sidonie mange au restaurant scolaire. Son collège est à 1,5 km de chez elle. À pied, elle met 19 minutes chrono. Pour éviter d'être en retard, elle part 25 minutes avant les cours. Quand elle prend le bus, elle compte 20 minutes pour ne pas risquer de le rater. Pedibus, elle ne part donc que 5 minutes plus tôt mais dépense beaucoup plus d'énergie – graisse de réserve – et économise le prix du ticket. Pour faire Papillote, elle choisit donc de faire les deux trajets pedibus.

Quentin passe chez sa grand-mère

Quentin habite avec son père à 500 m du collège. En accord avec lui, il décide que, chaque jour après l'école, il ira goûter chez sa grand-mère, soit 30 minutes pedibus, et reviendra busibus quand son père sera rentré. Ainsi, il appliquera d'un coup la règle n° 1, **je marche 30 minutes chaque jour**, et, au goûter, la règle n° 2, **je ne mange que pendant les repas** (voir plus loin).

Filipe raccompagne un copain après l'école

Filipe habite à 300 mètres de l'école. Pour soulager sa mère qui garde un bébé, il fait quatre trajets par jour en accompagnant sa petite sœur. Sa mère propose de venir chercher celle-ci le soir avec le bébé pour que Filipe puisse raccompagner un copain dans un autre lotissement, plus éloigné, avant de rentrer.

Juliette marche avec sa mère

Juliette habite un village isolé et prend le car de ramassage devant chez elle. Le soir, elle marche 30 minutes avec sa mère, même quand il fait déjà nuit.

Les petites astuces

Fais plutôt un trajet en boucle

Quand tu sors uniquement pour marcher, fais plutôt un trajet en boucle de 2 km ou 2,5 km. Si tu choisis de faire un trajet aller retour, tu risques de faire demi-tour de plus en plus tôt et finalement de piétiner 30 minutes. Marcher 30 minutes, ce n'est pas sortir 30 minutes !

Marche en plusieurs fois

Si tu as perdu l'habitude de marcher, ces 30 minutes peuvent te sembler longues. Honnêtement, ce n'est pas beaucoup. Avant l'invention de l'automobile, tes ancêtres marchaient davantage. Dans les pays où il y a peu d'autos, les enfants de ton âge marchent plus de 30 minutes. Or, tes jambes, ton cœur et tes poumons sont identiques à ceux de tes ancêtres ou des enfants du monde. Si, au début, 30 minutes de marche te semblent difficiles, essaie 2 fois 15 ou 3 fois 10, comme on l'a dit plus haut. Progressivement la marche te sera moins pénible – promis ! – pour deux raisons :

- tu seras mieux entraîné ;
- ton sac (ton excès de poids) va s'alléger.

> *Il fallait que je fasse une demi-heure de marche par jour mais ça n'amusait mes parents pas plus que moi. (Noémie)*

Dis-toi que c'est un médicament

Si vraiment tu détestes marcher, considère que c'est un médicament. On a dit qu'il n'existait pas de médicament pour guérir les gros. C'est vrai si on pense à un comprimé ou à une gélule ; mais si on pense à quelque chose qui aide à guérir, on peut dire que la marche est le meilleur médicament pour guérir un enfant gros. Un médicament a souvent un goût amer ; la marche peut te sembler amère. Trente minutes, c'est la bonne dose du médicament, la dose nécessaire et suffisante pour te guérir sans t'intoxiquer.

La règle était de marcher au minimum 30 minutes par jour. Là, par contre, c'était assez difficile : après une journée d'école, sortir après 18 h, surtout l'hiver, n'était pas ma tasse de thé. (Frédéric)

Ne cours pas, c'est trop fatigant

Marcher ce n'est pas courir. Tu courras quand tu n'auras plus de sac à porter.

Ne remets jamais la marche au lendemain

Je marche 30 minutes chaque jour peut s'énoncer : « Je ne me couche pas si je n'ai pas marché 30 minutes. » Si, au dîner, tu t'aperçois que le compte n'y est pas, demande à quelqu'un de t'accompagner pour compléter. La vaisselle peut attendre, pas les 30 minutes de marche. Quand tu prends un médicament pour guérir, tu le prends tous les jours, même si tu n'en as pas envie. Le corps préfère les soins réguliers. Si un jour tu n'as pas envie de marcher, tu risques de te dire : « Je marcherai 1 heure demain. » Mais tu ignores ce que tu penseras demain : que feras-tu si tu n'as pas envie de marcher ? Le jour où tu dis « Je n'ai pas le temps », il y a de la démotivation dans l'air. Le manque de temps est l'excuse de celui qui manque d'envie. Si tu devais faire 30 minutes de soins chaque jour pour une maladie grave, tu aurais le temps. Si on te proposait 1 000 euros pour marcher 30 minutes le jour où tu dis que tu n'as pas le temps, ne trouverais-tu pas le temps ? Si les

Ton programme de marche !

Je marche 30 minutes chaque jour. Chaque jour, c'est-à-dire : le lundi, le mardi et chaque jour de la semaine jusqu'au dimanche compris, le 1er janvier, le 2 janvier et chaque jour de l'année jusqu'au 31 décembre compris, les jours de classe et les jours de congé, les beaux jours et les mauvais, les petits et les grands jours, les jours de fête ou de tristesse, les jours ordinaires ou extraordinaires, les jours de départ ou de rentrée, les jours en ville ou en campagne, les jours où tu en as envie et ceux où tu dois te forcer.

Chaque jour, c'est chaque jour sans exception.

leçons et les devoirs t'empêchent de marcher 30 minutes par jour, écris à l'auteur de ce livre. Il fera suivre ta lettre au ministre de l'Éducation nationale pour signaler que l'école te maltraite.

Voilà ! Tu as lu toutes les explications sur la règle n° 1 : **je marche 30 minutes chaque jour.**

- D'accord, je vais la suivre → tu peux continuer la lecture.
- Pas d'accord → cherche une autre méthode ou renonce à ton projet de ne plus être trop gros.

Pour tes parents :

- D'accord, nous allons t'aider à la suivre.

Règle n° 2 : je ne mange que pendant les repas

Cette règle limite le nombre de fois où tu manges dans une journée, c'est-à-dire, en termes savants, le nombre de prises alimentaires. Tu l'as sûrement entendue sous d'autres formes :

- « Tu ne devrais pas manger si souvent entre les repas. »
- « Tu ne devrais pas grignoter tout le temps. »
- « Tu devrais attendre qu'on soit à table pour manger. »

De ces bons conseils Papillote fait une règle, précise et rigoureuse, et te la soumet pour que tu l'acceptes. C'est toi qui décideras.

Pourquoi cette règle ?

En marchant davantage, tu vas dépenser davantage d'énergie, de calories. Cette énergie peut venir de tes graisses de réserve – ton tissu adipeux – ou d'aliments supplémentaires. Pour qu'elle vienne des graisses de réserve, tu ne dois pas manger plus qu'avant. Ne pas manger plus qu'avant ne veut pas dire manger d'autres aliments qu'avant. Tu peux manger les mêmes aliments mais tu ne dois pas en manger plus. Il faut donc mettre des bornes, des limites, à ton alimentation : la règle n° 2, **je ne mange que pendant les repas**, ainsi que la règle n° 3, **je ne me ressers pas**, créent des bornes. En les respectant, tu ne mangeras pas plus qu'avant – c'est indispensable – et tu mangeras même probablement un peu moins. Alors, comme tu dépenseras plus d'énergie qu'avant en marchant 30 minutes et que tu mangeras moins qu'avant, en tout cas pas plus, tu forceras progressivement tes graisses de réserve, ton tissu adipeux, à libérer leur énergie et donc à fondre. C'est obligé.

Ce n'était pas un régime, c'étaient des bonnes règles d'hygiène alimentaire. (Céline)

Qu'est-ce que manger ?

Habituellement le mot « manger » s'applique aux aliments solides, ceux que tu mâches avant d'avaler, ou pâteux, ceux que tu avales sans mâcher. Mais il y a aussi des aliments liquides : lait, jus de fruits et boissons sucrées. Tu ne les manges pas, tu les bois. Papillote les appelle des aliments liquides, pour souligner qu'ils contiennent de l'énergie, des calories, comme les aliments solides. La règle n° 2, **je ne mange que pendant les repas**, s'applique à tous les aliments, solides, pâteux et liquides. Tu dois donc la comprendre ainsi : règle n° 2 = je ne mange des aliments solides ou pâteux et je ne bois des aliments liquides que pendant les repas. Tu bois peut-être du lait ou du jus de fruits, aliments liquides, au petit déjeuner. Un verre de lait, un jus de fruits ou une boisson sucrée peuvent être le menu d'un goûter. Un jus de fruits ou une boisson sucrée, aliments liquides, peuvent être le dessert d'un dîner. L'eau est la seule boisson que tu peux boire pendant les repas ou en dehors des repas, aussi souvent et autant que tu veux. Ce n'est pas un aliment, elle ne contient pas d'énergie. Tu peux choisir de l'eau plate ou de l'eau pétillante, avec des petites ou des grosses bulles, comme tu préfères.

Qu'est-ce qu'un repas ?

Le mot « repas » est plus difficile à définir. Qu'est-ce qu'un repas ?

- Si tu réponds : « Petit déjeuner, déjeuner, dîner », tu cites des noms de repas mais tu ne réponds pas à la question : « Qu'est-ce qu'un repas ? »
- Si tu réponds : « Une entrée, un plat principal, un fromage, un dessert », tu décris un menu, mais tu ne réponds toujours pas à la question : « Qu'est-ce qu'un repas ? »
- Si tu réponds : « C'est quand je mange », la règle n° 2, **je ne mange que pendant les repas**, devient : je ne mange que quand je mange. On tourne en rond. Il faut donc définir le mot « repas » sans utiliser le mot « manger ». Après avoir essayé plusieurs définitions, Papillote a retenu celle-ci : un repas est un moment où je suis assis, pas tout seul, devant une table, avec des couverts.

C'est « un moment »...

Quand tu racontes tes dernières 24 heures, tu énumères une suite de moments, des morceaux de temps ; au cours de chacun tu as fait une chose particulière : travailler, jouer, dormir... La classe est un moment pour travailler, la récréation un moment pour jouer et la nuit un moment pour dormir. Chaque moment est spécialisé pour une activité : tu ne dors pas en classe (en principe), tu ne travailles pas à la récréation, tu ne joues pas la nuit. Le repas est le moment spécialisé, prévu, attendu, organisé, pour manger.

... où tu es « assis, devant une table, avec des couverts »...

Chaque moment est marqué par des signes. La position assise, le professeur, le bureau, le cartable, le silence sont les signes du moment appelé « classe » : ils t'invitent à travailler.

La position debout, la cour, le bruit sont les signes du moment « récréation » : ils t'invitent à t'amuser.

La position couchée, le lit, la couette, l'obscurité sont les signes du moment « nuit » : ils t'invitent à dormir.

Les signes qui repèrent un moment sont adaptés à ce que tu y fais : la position couchée est mieux adaptée au sommeil que la position assise et le silence mieux adapté au travail que le bruit. Les signes que propose Papillote pour repérer le repas – position assise, table et couverts – sont adaptés à ce qu'on fait dans un repas : manger. Ils sont très habituels, au moins en Occident, et tu les as appris quand tu étais petit. Le mot « couverts » désigne ici la vaisselle de table comme dans l'expression « mettre le couvert ». Pour Papillote, c'est un signe nécessaire du moment « repas », mais il peut être réduit pour le petit déjeuner et le goûter : une assiette ou un bol suffit.

… « pas tout seul »

Pourquoi cette précision ? Bonne question, souvent posée. Voici quatre justifications.

- Partout et depuis toujours dans le monde, les gens se rassemblent pour manger sans que ce soit strictement nécessaire : tous les animaux ne le font pas. Un comportement humain aussi constant, généralisé, universel, a sûrement une grande importance et mérite d'être conservé.
- La solitude est l'ennemie n° 1 des enfants gros qui veulent guérir. Si tu es seul, tu peux ressentir l'ennui, l'inquiétude, la peur. Le résultat s'appelle le stress : il peut pousser à manger. On en reparlera.
- Être au moins deux pour manger suppose que l'un ait attendu l'autre. Cette vieille règle du savoir-vivre ensemble, attendre les autres pour commencer à manger, pourrait être essentielle pour ne pas manger trop.
- Ne pas être seul en mangeant, c'est accepter qu'un autre te regarde et t'aide à appliquer la règle n° 3, **je ne me ressers pas.**

> *Notre aide, en tant que parents, a été de ne plus laisser notre enfant seul pendant les repas.*
> *(Madame M.)*

Tu peux manger ce que tu aimes… au prochain repas

La règle n° 2, **je ne mange que pendant les repas**, ne t'empêche pas de manger ce que tu aimes mais t'oblige à patienter, à attendre le prochain repas et à faire des choix. Prenons un exemple : il est 18 heures, tu as envie d'une barre chocolatée ; la règle n° 2, **je ne mange que pendant les repas**, ne t'empêche pas de la manger… au prochain repas. Attends le dessert du dîner. Choisis alors entre la barre chocolatée et le dessert prévu au menu, par exemple des fraises au sucre. Jusqu'à présent, tu aurais mangé une barre chocolatée à 18 heures **et** des fraises au dîner. Dorénavant, tu mangeras une barre chocolatée **ou** des fraises… au dîner. Tu mangeras moins. Pourtant tu mangeras ce que tu veux mais pas tout de suite. Même chose pour une boisson sucrée, quelques bonbons ou une tartine de pâte chocolatée aux noisettes. Ce sont des goûters ou des desserts.

Comment t'organiser ?

Si tu appliques déjà la règle n° 2, **je ne mange que pendant les repas**, au déjeuner et au dîner, elle peut te sembler facile à suivre. Avant de l'adopter, réfléchis à son application dans les autres périodes de la journée, au cours de la matinée et de l'après-midi. Tu ne dois plus manger debout, ni couché, ni dans la rue, ni dans la cour, ni dans un couloir, ni dans une voiture, ni dans un magasin.

Le petit déjeuner

La définition du repas, moment où on est assis, pas tout seul, devant une table, avec des couverts, s'applique au petit déjeuner. Si, jusqu'à présent, tu prenais ton petit déjeuner seul, vois avec tes parents comment vous pourriez vous organiser pour que quelqu'un d'autre prenne son petit déjeuner avec toi. Cela peut nécessiter que tu prennes ton petit déjeuner plus tôt ou plus tard ou que cet autre le fasse. Poursuivons la réflexion : tu prenais peut-être ton petit déjeuner seul…

- parce que tu te levais trop tard,
- donc parce qu'on devait te réveiller,
- donc parce que tu dormais encore,
- donc parce que tu avais encore sommeil,
- donc parce que tu te couchais trop tard.

Si tu te couches plus tôt, tu te réveilleras tout seul plus tôt et tu pourras prendre ton petit déjeuner en compagnie. On est passé du petit déjeuner au coucher ! Changer son comportement peut être plein de surprises.
Si tu n'as pas envie de manger le matin, ce n'est pas un problème ! Puisque tu ne veux plus être gros, on ne va pas te demander de manger quand tu n'en as pas envie ! Si tu ne prends pas de petit déjeuner, tu prendras ton énergie dans tes graisses de réserve jusqu'à midi, à condition que tu ne manges pas dans la matinée, même si tu as faim ! Tu n'emportes donc rien – à manger – à l'école. Tu retrouveras peut-être, dans quelque temps, l'habitude de petit-déjeuner comme tu le faisais quand tu étais plus jeune. C'est un comportement alimentaire presque universel, donc raisonnable.

La cantine

Le restaurant scolaire est l'endroit le plus facile pour suivre la règle n° 2, **je ne mange que pendant les repas**. Les signes du repas – assis, table, couverts – sont réunis et tu n'es pas tout seul. Inversement, si tu rentres chez toi à midi et que tu es tout seul pour déjeuner, tu prends un risque énorme. Il est difficile pour un enfant seul de borner, de limiter son repas. Vois avec tes parents si tu ne pourrais pas dorénavant déjeuner au restaurant scolaire ou chez quelqu'un de ton entourage : c'est nécessaire pour la règle n° 2, **je ne mange que pendant les repas**, et bien utile pour la règle n° 3, **je ne me ressers pas**.

Le repas-goûter

Le goûter est un repas. Ce repas se prend assis, pas tout seul, devant une table, avec une assiette, un bol ou un verre. On reparlera de sa composition avec la règle n° 3, **je ne me ressers pas**.

Pourquoi as-tu envie de manger entre les repas ?

Les enfants qui font Papillote disent que la fin d'après-midi après l'école, le mercredi, le week-end et les jours de congé sont des périodes difficiles pour suivre la règle n° 2, **je ne mange que pendant les repas**. Ce sera donc probablement difficile pour toi aussi. Il ne suffit pas que tu dises : « Je n'ai qu'à pas. » Il faut que tu comprennes ce qui se passe pour éviter les pièges, prendre des précautions, trouver des solutions, demander de l'aide.

Voici six explications possibles :

- Tu t'ennuies.
- Tu as faim.
- Tu es tenté par les aliments.
- On te propose de manger entre les repas.
- Tu es seul.
- Les aliments que tu aimes manger entre les repas ne sont pas proposés aux repas.

Tu t'ennuies

Effectivement, si tu ne sais pas quoi faire, tu risques de manger : ça occupe quelques instants les mains et la bouche ! Les moments sans programme ni occupation précise sont difficiles pour l'enfant gros qui veut se guérir. Il ne s'agit pas d'organiser à l'avance tous tes petits temps libres, ceux qui séparent forcément tes moments occupés, mais de réfléchir comment occuper tes grands temps libres.

Tu peux faire une activité avec tes parents

Ainsi, puisque tes parents sont prêts à t'aider, vous pouvez décider que, tous les samedis après-midi,

- vous jouerez aux boules ;
- ou vous jouerez aux cartes ;
- ou vous bricolerez ;
- ou vous jardinerez ;
- ou vous ferez de la peinture ;
- ou vous ferez de la bonne cuisine ;
- puis vous irez à la piscine ;
- ou à la bibliothèque ;
- ou en courses ;
- avant de regarder un film ;
- sans oublier les 30 minutes de marche.

Tu peux trouver une occupation facile et agréable

Si tu n'as pas envie de passer tes grands temps libres avec tes parents, réfléchis avec eux à ce que tu peux faire sans eux. Peu importe l'occupation pourvu qu'elle soit faisable et agréable. Une occupation n'est pas nécessairement une activité sportive. Ainsi, tu peux aller à la piscine pour t'amuser, sans faire de natation.

Pour perdre ton excès de poids, la piscine est utile si tu nages – tu dépenses de l'énergie – mais aussi si tu ne nages pas, parce que, à la piscine, tu ne manges pas, à condition que tu fermes les yeux devant le distributeur d'aliments liquides qui te provoque dans le hall.

Tu peux aussi traîner avec tes copains

Dans ce cas, tu les préviens que tu ne manges plus entre les repas de façon qu'ils ne te proposent rien à manger.

Tu as faim

La faim est un signal désagréable que tu ressens dans ta tête et dans ton ventre et qui te fait savoir que l'énergie des aliments du repas précédent est épuisée et qu'il faut que tu trouves à nouveau de l'énergie, donc que tu manges. En attendant, tu survis quand même ! Comment ? En prenant l'énergie nécessaire dans les graisses de réserve. C'est justement ce que tu veux faire pour ne plus être gros ! Si, dès que tu ressens ce signal de faim, tu le supprimes en mangeant, tu n'utiliseras pas tes graisses de réserve. Ce signal est légèrement désagréable mais parfaitement supportable. Si, quand tu as faim, tu ne manges pas, ce signal-faim s'atténue et revient plus tard et plus fort. Si tu suis une méthode, quelle qu'elle soit, pour ne plus être trop gros, il est normal que tu ressentes un peu la faim. Cette faim est tolérable. Elle n'est pas douloureuse. Elle ne fait pas souffrir. Ce n'est pas la faim du gréviste de la faim ni la faim des enfants qui meurent de faim. Pour comprendre pourquoi elle reste supportable, il faut d'abord parler du rythme alimentaire.

Le rythme alimentaire

Tu ne peux pas vivre en mangeant une seule fois par jour parce que ton estomac est trop petit. Tu manges donc plusieurs fois par jour : on dit que ton alimentation est répartie en plusieurs prises alimentaires. Si elles ont lieu chaque jour aux mêmes heures, la dimension de ces prises alimentaires, c'est-à-dire la quantité d'aliments à chaque prise, est calculée, adaptée, ajustée par ton cerveau, lequel sait, par habitude, ce qui est nécessaire jusqu'à la prise suivante.

Pour que le système tourne bien, il faut que le nombre et l'heure des prises alimentaires soient constants d'un jour à l'autre. Si le dimanche tu ajoutes ou supprimes une prise, le système est perturbé et, ce jour-là, le cerveau a du mal à ajuster la dimension des prises alimentaires.

Mais on a vu un peu plus haut que, pour perdre ton excès de poids, il fallait que tu acceptes d'avoir un peu faim puisque tu vas utiliser tes graisses de réserve et que c'est ça qui donne faim. Avec un rythme alimentaire constant de jour en jour, tu auras un peu faim avant chaque repas mais cette faim sera parfaitement tolérable. Avec un rythme inconstant, variable de jour en jour, tu connaîtrais des périodes de faim intense, difficilement supportables.

Si tu gardes un rythme alimentaire constant de jour en jour, tu n'auras jamais vraiment très faim.

Tu peux choisir le nombre de tes repas

Tu peux faire deux, trois ou quatre prises alimentaires. On les appellera désormais des repas. Tu peux théo-

Quand dois-tu manger ? combien ? et pourquoi ?

Prenons un exemple.

Si tu fais chaque jour 3 prises alimentaires à 8 h, 12 h et 20 h, chacune apporte l'énergie dont tu as besoin jusqu'à la suivante.

- **La prise alimentaire de 8 h** est deux fois plus petite que celle de 12 h parce que la période qui suit est deux fois plus courte : une période de 8 h à 12 h, soit 4 h, contre une période de 12 h à 20 h, soit 8 h.
- **La prise alimentaire de 20 h** est plus petite que celle de 12 h bien que la période qui suit soit plus longue, de 20 h à 8 h le lendemain, soit 12 h, parce que tu as moins besoin d'énergie quand tu dors.

Ainsi, quand on n'est pas gros (ou qu'on est gros mais qu'on veut le rester) et que les prises alimentaires se font toujours aux mêmes heures, on n'a jamais faim sauf si on saute une prise et, dans ce cas-là, on a très faim.

riquement en faire davantage mais, plus leur nombre sera élevé, plus tu auras du mal à respecter leur rythme. Tu peux choisir le rythme que tu veux mais, comme tu ne dois jamais être seul au repas, il vaut mieux choisir le rythme de ceux qui vivent avec toi ! Si tu veux faire un repas à 3 heures du matin, tu auras du mal à trouver quelqu'un pour manger avec toi.

En pratique, tu as le choix entre quatre rythmes :

- 1 rythme à 2 repas : déjeuner – dîner.
- 1 rythme à 3 repas : petit déjeuner – déjeuner – dîner.
- 1 autre rythme à 3 repas : déjeuner – goûter – dîner.
- 1 rythme à 4 repas : petit déjeuner – déjeuner – goûter – dîner.

Tu peux changer de rythme, mais pas tous les jours, sinon ce n'est plus un rythme ! Si tu fais le ramadan, tu changes de rythme une fois par an pendant un mois : pour Papillote, ça ne pose pas de problème. Tu peux aussi modifier les heures de repas mais pas tout le temps ! Si tu déjeunes à la cantine à 12 h 30, il est souhaitable que, le week-end, tu déjeunes à peu près à la même heure.

En faisant des repas le plus possible à heures fixes et en marchant 30 minutes par jour, tu auras un peu faim avant chaque repas mais jamais très faim.

Tu es tenté par les aliments

Voici une expérience que tu pourrais réaliser mais tu vas vite comprendre que c'est inutile : prépare chaque jour une corbeille d'aliments en variant la composition et la présentation ; pose-la quelque part chez toi. Tu verras que tu en mangeras davantage :

- toujours quand ils sont réels plutôt qu'en plastique ;
- sûrement quand tu les aimes : des gâteaux plutôt que des carottes ;
- probablement quand ils sont petits : des petits fruits plutôt que des gros ;
- probablement quand ils sont tout prêts : des cacahuètes décortiquées plutôt qu'entières ; des bonbons nus plutôt qu'enveloppés ;
- peut-être quand ils sont variés : des mélanges de fruits secs plutôt que des raisins secs ;
- très probablement quand la corbeille est à hauteur de tes mains dans un endroit où tu passes souvent ;
- probablement quand elle n'a pas de couvercle.

Qu'est-ce qu'un signal alimentaire ?

Comment interpréter les résultats de cette expérience ? Un aliment envoie des signaux qui excitent tes organes des sens. Sa couleur et sa forme alertent ta vue, son odeur stimule ton odorat. Dès que tu le vois et que tu le sens, ton cerveau sait à l'avance le plaisir que l'aliment va te donner quand il sera dans ta bouche car ton cerveau se souvient du plaisir éprouvé la dernière fois. Effectivement, quand l'aliment sera dans ta bouche, ta langue et ton palais apprécieront sa texture dure, molle, collante. Son arôme, c'est-à-dire son odeur modifiée par ta salive, remontera dans le nez, par l'arrière. Les papilles de ta langue goûteront sa saveur : sucrée, amère, acide ou salée. Même tes oreilles seront averties si l'aliment est craquant.

Bref ! Quand tu croises un aliment, tu es excité par des signaux qui le rendent attirant. Que ce soit l'heure ou pas, que tu aies faim ou pas, tu résistes mal à cette attirance. Pour y parvenir, tu dois lutter contre ton désir : cette lutte est pénible. Or, si tu n'avais pas croisé l'aliment, tu ne l'aurais pas désiré, tu n'aurais pas eu à lutter. Un rat, même affamé, ne mange pas sa cage. Cette observation, qui semble idiote, est pourtant essentielle : elle signifie que le rat ne mange rien quand il n'y a rien à manger, même s'il a très faim. Toi de même, s'il n'y a rien à manger là où tu es, tu ne peux pas manger, donc tu ne manges pas.

L'expérience précédente montre que les signaux alimentaires sont plus ou moins violents selon la composition et la présentation de la corbeille. Pour mesurer leur violence et ta difficulté à y résister, dépose devant toi, sur la table où tu fais tes devoirs, l'aliment que tu préfères et décide de ne pas y toucher. Tu comprendras mieux ce que signifient les expressions « être tenté » et « résister à la tentation ». Ce petit supplice est appelé le supplice de Tantale.

Protège-toi de la tentation

Certains disent : « J'ai de la volonté, je résiste à la tentation. » Mais le niveau de volonté n'explique pas à lui seul le niveau de résistance car chacun est plus ou moins sensible aux signaux, donc plus ou moins attiré. Face au même signal, les personnes très sensibles ont besoin, pour résister, d'une plus grande volonté. Si tu es très sensible aux signaux alimentaires, il faut t'en protéger davantage. Or, les industriels et les commerçants accentuent ces signaux pour vendre davantage d'aliments. Si un distributeur de friandises a des vitres transparentes, ce n'est pas pour indiquer son contenu – des étiquettes suffiraient – mais pour attirer ton regard et allumer ton désir. Jamais placé au fond d'un couloir obscur mais toujours sur ton passage, il te tend un piège. Il est provocateur plutôt que distributeur. D'ailleurs il ne distribue pas : tu te sers tout seul ! Peu importe ce qu'il contient : il t'attire et rend difficile le respect de la règle n° 2, **je ne mange que pendant les repas**.

Évite le provocateur-tentateur. Fais un détour. Ce n'est pas une plaisanterie. Autre réflexion : ce que tu manges hors de chez toi, tu dois l'acheter. Papillote te propose donc de laisser ton argent de poche dans une tirelire.

Anticipe sur les situations risquées

Pour ne pas être tenté, commence à réagir avant l'heure où tu vas être soumis à une situation dangereuse et choisis toi-même la bonne ou la moins mauvaise solution.

- Si tu es sensible aux signaux de friandises, modifie tes trajets pour éviter la boutique de bonbons et, s'il s'agit de la boulangerie, explique à tes parents qu'il est préférable que tu n'ailles plus acheter le pain.
- Si tu assistes à une compétition sportive, place-toi à l'opposé de la buvette.
- Si tu vas à la fête foraine, tu sais que tu longeras des stands alimentaires qui te tenteront et tu dois donc déterminer une stratégie : soit tu vas à la fête juste après

un repas car les signaux alimentaires sont moins excitants quand ton estomac est plein, mais celui-ci craint alors davantage les manèges ; soit tu fais un repas de fête foraine, assis à une table, avec au menu : frites, hot-dog, pomme d'amour. Autre solution : tu achètes à la fête de quoi manger… au prochain repas.

> *Manger aux bons moments et en compagnie devenait facile puisqu'il n'y avait aucune friandise dans le placard. (Frédéric)*

Demande à tes parents de ne pas laisser traîner la nourriture

Chez toi, le plus simple serait qu'il n'y ait rien à manger en dehors des repas ! Ce n'est pas complètement impossible, il suffirait d'acheter le strict nécessaire avant chaque repas ; mais ce n'est guère possible. Cherche avec tes parents comment réduire les signaux alimentaires à la maison (on te donne quelques idées sur la page d'en face).

Faudrait-il fermer la cuisine à clef ?

Papillote n'a pas d'expérience là-dessus. L'idée est intéressante. Ranger dans la cuisine tout ce qui se mange et la fermer à clef est sûrement efficace. Si tu es allé en colonie, tu ne mangeais pas entre les repas parce que tu n'avais pas accès à la cuisine. Mais cette mesure est sévère. Elle évoque la punition ou la prison et peut être pénible à supporter. Cependant, pour empêcher un enfant de manger entre les repas, on peut préférer mettre en cage les aliments plutôt que l'enfant. En tout cas, si tu penses qu'un cadenas faciliterait le respect de la règle n° 2, **je ne mange que pendant les repas**, c'est toi qui dois le décider, pas tes parents.

Comment faire pour que tu ne sois pas tenté à la maison ?

Voici quelques idées que tu peux donner à tes parents pour éviter que tu sois tenté par la nourriture quand tu es chez toi :

- Ne pas laisser de nourriture visible ou odorante sur une table ou un buffet.
- Augmenter la vigilance pendant les fêtes : des chocolats devant le sapin de Noël sont un grossier piège à gros. Par contre les chocolats sont un excellent dessert.
- Placer le pain dans une huche ou dans un sac.
- Ranger les aliments dans des boîtes opaques dans le placard et le réfrigérateur.

On te propose de manger entre les repas

Les enfants gros motivés qui appliquent la règle n° 2, **je ne mange que pendant les repas**, rencontrent toujours un genre de difficultés très gênantes auxquelles tu n'échapperas pas : à certains moments, des adultes leur proposent de manger en dehors des repas !

Les occasions sont nombreuses :

- cela peut se produire à l'école, dans un club sportif, dans une école de musique, dans une association, dans une garderie périscolaire, dans un centre de loisirs, au catéchisme ;
- chaque fois qu'on veut fêter quelque chose : un anniversaire, un succès, une arrivée ou un départ, Noël ou Halloween ;
- quand on organise un pot, un buffet, un casse-croûte, un petit goûter ou un grand goûter – en réalité un grignotage collectif imposé avec des aliments solides et pâteux et des boissons, aliments liquides.

C'est une prise alimentaire supplémentaire qui s'intercale entre les repas habituels. Ce n'est pas un repas ; tu es debout ; il n'y a pas de couverts.

Cette situation proposée par des adultes est difficile à supporter pour toi, l'enfant gros qui veut se guérir :

- ou bien tu négliges la règle n° 2, **je ne mange que pendant les repas**, mais, au cours d'un seul grignotage collectif imposé, tu détruis les résultats de plusieurs jours d'application de la méthode Papillote ;
- ou bien tu regardes les autres manger et boire sans rien prendre et c'est tentant, et c'est le supplice de Tantale.

Fais pour le mieux

Papillote n'a pas de solution miraculeuse.

- Si le grignotage collectif obligé est annoncé à l'avance, tu peux anticiper :
  - tu n'y vas pas et tu expliques discrètement pourquoi mais tu te prives d'un moment de fête ;
  - tu viens au début et tu pars dès qu'on va manger pour ne pas souffrir en regardant les autres manger ;
  - tu viens plus tard. Après une cérémonie de mariage, tu t'en vas pendant le vin d'honneur et tu reviens pour le repas ;
  - tu viens en « faisant attention ». C'est une des rares fois où Papillote utilise cette expression très imprécise. Elle signifie que tu es dans un piège dont tu n'es pas responsable et que tu essaies de te faire le moins mal possible.

La règle était de ne pas manger de gâteaux à apéritifs [...] Lorsque l'on était invité, il n'était pas évident de faire comprendre le principe à tout le monde, surtout aux grands-parents ! (Frédéric)

- Si le grignotage collectif imposé n'est pas annoncé à l'avance, tu es complètement piégé. Tout se passe comme si tu étais allergique aux poils de chat et qu'on mettait brusquement un chat sous ton nez. Les adultes sont moins respectueux de l'enfant gros que de l'allergique car ils craignent davantage les crises de l'allergique que la souffrance du gros. Pourtant, toi, comme tout gros qui veut guérir, tu es allergique aux grignotages.

Notre aide a été [...] d'éviter au maximum le grignotage lors des apéritifs chez les amis. (Madame M.)

Pour ton anniversaire

Ne fais pas ce qu'on appelle un goûter d'anniversaire, une espèce de buffet provocateur-tentateur qui dure toute l'après-midi. Invite plutôt tes amis à un vrai repas : assis, à table, avec des couverts. Mets au menu ce qu'ils aiment. Papillote te suggère hamburger et frites – tes copains seront encore plus tes copains – et un dessert : gâteau d'anniversaire **ou** boisson sucrée pétillante, dessert liquide.

Tu es seul

Pourquoi manges-tu quand tu es seul ? Voici trois explications possibles :

- Tu t'ennuies : on en a déjà parlé.
- Tu sens que tu n'es pas surveillé. Si tes parents sont autoritaires, tu évites de manger entre les repas en leur absence, pour ne pas être disputé. Mais quand ils ne sont pas là...
- Tu es inquiet. Si tu n'aimes pas être seul à la maison, si tu ne te sens pas bien, si tu as peur, tu peux, comme beaucoup de gens inquiets, adultes et enfants, calmer ton inquiétude ou essayer de la calmer en mangeant. Si tu manges davantage entre les repas quand tu es seul, il faut que tu... ne restes pas seul ! Dis-le à tes parents. La solitude est rarement une nécessité. Avec de l'imagination, vous pouvez trouver des solutions. Elles dépendent de toi, d'eux, de l'endroit où vous habitez et du voisinage. La solitude est une si mauvaise chose pour les enfants gros que l'on peut proposer raisonnablement d'ajouter aux trois règles de la méthode Papillote une règle préliminaire n° 0 : **je ne suis jamais seul à la maison.**

Cherche de la compagnie

Il y a quatre façons de ne pas être seul :

- aller chez quelqu'un d'autre, en particulier quelqu'un qui est seul : deux seuls ensemble ne sont plus seuls ;
- faire venir quelqu'un chez toi, en particulier quelqu'un qui est seul : deux seuls ensemble ne sont plus seuls (*bis*) ;
- aller dans un lieu collectif ;
- alterner les solutions précédentes.

Après l'école, en attendant tes parents, tu pourrais :

- aller à la bibliothèque du quartier ;
- aller au gymnase assister à l'entraînement d'un copain ;
- rester au collège en étude jusqu'à l'heure de fermeture ;
- aller chez tes grands-parents ou chez quelqu'un qui accepte de t'aider en t'accueillant ;
- aller chercher tes parents à leur travail ; si tu y vas en marchant, tu en profites pour respecter la règle n° 1, **je marche 30 minutes chaque jour** ;
- proposer à un camarade de venir chez toi les jours pairs et d'aller chez lui les jours impairs : vous faites ensemble le repas-goûter, puis vos devoirs, puis ce que vous voulez, par exemple marcher 30 minutes.

Les aliments que tu aimes manger entre les repas ne sont pas proposés aux repas

Tu aimes le chocolat. Si le chocolat n'est jamais au menu des repas, quand vas-tu en manger ? En dehors des repas. Où est le chocolat ? À la maison. Comment pourrais-tu ne pas manger de chocolat en dehors du repas alors que tu aimes le chocolat, qu'il y en a chez toi et qu'il n'est jamais proposé aux repas ? C'est impossible. Papillote te propose deux solutions :

- Il n'y a plus de chocolat chez toi, il suffit de ne plus en acheter.
- Le chocolat devient un dessert.

Notre fils s'est bien impliqué dans le « régime » qui lui permettait, s'il voulait manger par exemple des bonbons, eh bien de le faire à la place d'un quatre-heures. (Monsieur et Madame B., parents d'Alex)

Les mêmes solutions valent pour les boissons sucrées, aliments liquides. Comment vivre sans coca quand on adore le coca, qu'on veut faire Papillote et suivre la règle n° 2, **je ne bois pas d'aliments liquides entre les repas** ? Solution : une canette de coca devient un dessert ou un goûter. Pareil pour quelques bonbons, un autre jour.

Voilà ! Tu as lu toutes les explications sur la règle n° 2, **je ne mange que pendant les repas**, assis, pas tout seul, devant une table, avec des couverts.

- D'accord, je vais la suivre → tu peux continuer la lecture.
- Pas d'accord → cherche une autre méthode ou renonce à ton projet de ne plus être trop gros.

Pour tes parents :

- D'accord, nous allons t'aider à la suivre.

Règle n° 3 : je ne me ressers pas

D'après les enfants qui ont fait Papillote, cette troisième et dernière règle est la plus facile à suivre, à condition qu'ils soient aidés. Elle est raisonnable et nécessaire.

Papillote n'est pas très difficile car on peut manger de tout. (Laurent)
Mon docteur avait dit que, pour maigrir, il fallait que je mange des légumes à l'eau, mais papa a refusé et j'y ai échappé. (Noémie)

La règle n° 2, **je ne mange que pendant les repas**, borne, limite et rythme ton alimentation en supprimant les débordements, les prises alimentaires supplémentaires, **entre deux repas**. Elle te permet de manger ce que tu aimes, mais pas n'importe quand, ni n'importe comment.

La règle n° 3, **je ne me ressers pas**, évite les débordements **dans les repas**. Elle te permet de manger ce que tu aimes, mais pas en n'importe quelle quantité.

Se resservir d'un plat ou d'un aliment signifie en prendre une deuxième fois, autrement dit en reprendre. La règle s'applique à tous les repas : les repas principaux – le déjeuner et le dîner – et les petits repas – le petit déjeuner et le goûter.

Avant d'accepter cette règle, réfléchis à son application pour les différents types de repas et dans différentes situations.

Les repas principaux à la maison

Au déjeuner, le repas de midi, et au dîner, le repas du soir, la liste des aliments, le menu, est déterminée par celui ou celle qui fait la cuisine, ou fait à manger, ou prépare à manger, ou prépare le repas, selon le vocabulaire familial. On l'appellera la « maîtresse de maison » parce que le plus souvent, c'est une femme (la parité n'est pas encore observée partout). Elle mérite le respect puisqu'elle se donne de la peine pour composer le menu et cuisiner. Si un aliment ne te plaît pas, tu n'es pas obligé d'en manger mais tu ne demandes pas autre chose à la place, par respect pour la maîtresse de maison. Tu attends l'aliment suivant. Si ça ne te plaît pas, tu n'as qu'à préparer les repas. Pour les repas principaux, la règle n° 3, **je ne me ressers pas**, devrait plutôt s'énoncer : **je ne me ressers pas et je ne suis pas resservi**. En effet, pour certains aliments, la maîtresse de maison sert les convives, c'est-à-dire les personnes qui mangent ensemble. Elle pose le plat sur la table et distribue une part, une portion dans chaque assiette. Tu ne te sers pas ; c'est elle qui te sert. Pour respecter la règle n° 3, **je ne me ressers pas**, son aide est donc indispensable : elle doit être attentive à ne pas te resservir. Pour le pain, le fromage ou les fruits, elle sert les enfants trop jeunes pour se servir seuls. Mais les adultes et les grands enfants se servent eux-mêmes. Tu te sers ; tu n'es pas servi. Tu dois donc être attentif à ne pas te resservir.

> *J'ai appris à manger à ma faim en ne me servant qu'une fois, même des bonnes choses, les glaces et les frites. (Noémie)*

Ne fais aucune exception

La règle n° 3, **je ne me ressers pas**, s'applique à tous les aliments. Ne reprends donc :

- ni entrée ;
- ni plat principal ;
- ni fromage, s'il figure au menu ;
- ni dessert ;
- ni carottes râpées, ni saucisson sec ;
- ni veau aux carottes, ni petit salé aux lentilles ;
- ni salade verte ;
- ni fromage triple crème ;
- ni pomme reinette, ni chocolat.

C'était très difficile de ne pas se resservir. (Angélique)

Dans certaines méthodes proposées pour soigner les gros, on peut se resservir de certains aliments. Si tu fais Papillote, tu ne te ressers de rien. Cela évite discussions, réclamations, conflits et exceptions. Une règle simple est plus facile à retenir et à suivre qu'une règle compliquée. Le pain fait partie du menu : tu en prends donc un morceau par repas et tu n'en reprends pas. L'eau n'est pas un aliment puisqu'elle n'apporte pas d'énergie. Bois-en autant que tu veux.

Pourquoi est-ce que tu te ressers ?

Tu peux te demander comment rendre plus facile le respect de la règle n° 3, **je ne me ressers pas**. Pour cela, il faut d'abord que tu répondes à la question : « Pourquoi est-ce que tu te ressers ? »

Parce que tu as aimé

C'est sûrement vrai. Tu n'en reprends pas si tu n'as pas aimé ! Mais tu ne peux pas demander à la maîtresse de maison de ne proposer que ce que tu n'aimes pas !

Parce que tu as encore faim

Ce n'est sûrement pas vrai. Dès que tu as commencé à manger, tu ne ressens plus la faim, ce signal désagréable dans ta tête et ton ventre. Tu as de l'envie, du désir, de l'appétit, mais tu n'as plus faim.

Parce que tu es gourmand

C'est possible mais tu n'y peux rien. Être gourmand ne se corrige pas. Le gourmand apprécie les signaux alimentaires, la couleur, la saveur, l'odeur, l'arôme et la texture. Il prend beaucoup de plaisir à manger. Il doit se contrôler, se maîtriser davantage. D'où une autre question : comment réduire ces signaux pendant les repas ?

Parce que tu manges vite

Pour manger moins vite, tu pourrais essayer de vieilles astuces :

- pose ta fourchette entre chaque bouchée ;
- utilise des couverts de dînette ;
- utilise des baguettes chinoises ;
- coupe ta portion en deux, mange une moitié, pose ta fourchette pendant cinq minutes, mange l'autre moitié.

Mais tu n'utiliseras pas longtemps ces techniques – d'autres ont essayé – car elles t'obligent à ne penser qu'à ça et elles gâchent ton repas.

De plus, manger lentement n'empêche pas de se resservir.

Parce que le repas se prolonge

Cette prolongation te permet plus facilement de te resservir, mais cette raison est insuffisante. Il faut autre chose.

Parce que tu n'es pas attentif

C'est vrai. Tu peux te resservir sans y penser, par exemple si tu regardes la télévision pendant le repas, mais l'explication est insuffisante. Il faut autre chose.

Les remarques aux deux dernières réponses te mettent sur la voie de **la** bonne et juste réponse à la question : pourquoi est-ce que tu te ressers ?

Parce qu'il en reste

S'il n'en reste pas, en reprends-tu ? Non. Donc tu en reprends parce qu'il en reste. Cette observation, si simple, est capitale pour celui qui, comme toi, veut appliquer la règle n° 3, **je ne me ressers pas**, et pour ceux qui veulent t'aider.

> *La troisième règle était ne pas se resservir [...]. S'il ne reste rien dans les plats, la tentation n'existe pas. (Frédéric)*

Si tu fais un repas au restaurant et que tu es servi par un serveur :

- tu aimes ce que tu manges et pourtant tu ne te ressers pas ;
- tu es gourmand et pourtant tu ne te ressers pas ;
- tu manges vite et pourtant tu ne te ressers pas ;
- le repas se prolonge et pourtant tu ne te ressers pas ;
- tu es distrait et pourtant tu ne te ressers pas.

Pourquoi ? Parce qu'il n'en reste pas. Le serveur apporte les assiettes garnies. Le plat n'est pas sur la table. Quand tu as fini, tu ne **peux** pas en reprendre même si tu as aimé et que tu en as encore envie. Pour faire Papillote à la maison, il suffit de s'inspirer du restaurant : on ne met pas le plat sur la table, on sert les assiettes déjà garnies. Poursuivons l'exploration. Si le menu familial comprend steak haché, frites, yaourt, cerises et pain, de quoi reprends-tu ? Des frites, des cerises et du pain. Pourtant, tu aimes le steak et le yaourt. Mais la maîtresse de maison a cuit un steak par personne – il n'en reste pas – et sorti du frigo un yaourt par personne – il n'en reste pas sur la table. S'il reste des frites au fond du plat, que font-elles ? Leur travail de frites : envoyer des signaux de frites à tes organes des sens, signaux terribles, qui te tentent et t'obligent à résister ou à craquer. S'il ne reste pas de frites, il n'y a ni signaux, ni tentation, ni résistance et tu ne craques pas. Tu peux alors remercier la maîtresse de maison qui a calculé juste. Si les cerises sont présentées dans un saladier, tu en prends une poignée, tu les manges et tu allonges le bras pour en reprendre. Si elles sont servies dans des bols, tu n'en reprends pas. Avec Papillote, le pain ne reste pas sur la table pendant le repas. Celui qui met le couvert place un morceau à gauche de chaque assiette – c'est la tradition – et range la baguette dans la huche, la boîte ou le tiroir à pain. Celui qui veut reprendre du pain pendant le repas – pas toi, bien sûr – va s'en couper un morceau sans apporter la baguette sur la table. Ainsi, il t'aide en évitant que tu sois tenté par le pain.

Tu comprends donc pourquoi :

- tu ne dois pas manger seul : voir la règle n° 2, **je ne mange pas entre les repas** ;
- la maîtresse de maison a un rôle essentiel pour t'aider : elle peut te servir mais surtout elle **pré**voit le repas, le **pré**pare, le **pré**sente, le répartit en portions et écarte le surplus… **avant** le repas. Le service à l'assiette est idéal.

Le petit déjeuner

La règle n° 2, **je ne mange que pendant les repas**, ne t'oblige pas à prendre un petit déjeuner. Mais c'est une pratique raisonnable. Les jours de classe, tu as peut-être tes petites habitudes :

- un bol de lait avec des céréales ;
- ou un bol de chocolat avec une tartine beurrée et une confiturée ;
- ou un yaourt et un fruit ;
- ou un jus de fruits et des gâteaux secs ;
- ou autre chose.

Ne change pas tes habitudes mais évite les débordements. Méfie-toi des signaux alimentaires. Mets hors de ta vue et de ton odorat ce que tu n'as pas prévu de manger (on t'indique quelques pistes page suivante). Demande à celui ou celle qui prend son petit déjeuner avec toi, et qui a accepté de t'aider, de préparer ce qui va être mangé, de ranger immédiatement les autres aliments qui pourraient donner envie d'en reprendre et de t'appeler quand tout sera prêt.

Le repas-goûter

Ton frère veut goûter et il t'invite à partager ce repas avec lui. Sur la table, il a mis deux assiettes, un pot de confiture, une boîte de gâteaux secs, une baguette de pain, une plaquette de chocolat, un litre de boisson sucrée, un paquet de bonbons et une corbeille de fruits. Vous commencez à manger. Quand vous arrêterez-vous ? Cette histoire est une caricature, c'est-à-dire une description comique qui accentue le ridicule d'une

Comment éviter les pièges sur la table du petit déjeuner ?

Voici quelques exemples :

● **La boîte de céréales** est décorée d'histoires, de dessins ou de jeux. En effet, le fabricant a prévu :

• que ces décorations t'occupent pendant que tu prends ton petit déjeuner ;

• donc que tu gardes la boîte sur la table ;

• donc que tu te resserves sans faire attention ;

• donc que la boîte soit vidée plus vite ;

• donc que tes parents achètent davantage de céréales ;

• donc que le fabricant en vende davantage.

Range la boîte de céréales avant de t'asseoir à table.

● **Un pot de confiture** ouvert te donne envie d'y plonger une cuiller ou un doigt. Range le pot de confiture avant de t'asseoir.

● **Un paquet de gâteaux secs** laissé sur la table est un (petit) danger. Range le paquet de gâteaux avant de t'asseoir.

situation. Voici la bonne pratique avec Papillote : ton frère te demande quel aliment-goûter tu veux au repas-goûter. Ce repas est un petit repas. Le menu de ce repas est limité à **un** aliment. Celui-ci peut être :

- un pain au chocolat ;
- ou une canette de boisson sucrée, aliment liquide ;
- ou un sachet de chips individuel ;
- ou une banane ;
- ou quelques bonbons ;
- ou une glace ;
- ou un yaourt aux fruits ;
- ou une crème dessert…

Ces exemples sont choisis dans les habitudes des enfants français, mais si tu préfères un bol de soupe, ne te gêne pas ! Une fois renseigné, ton frère devra préparer dans des assiettes l'aliment-goûter qu'il désire et celui que tu désires et ôter les autres aliments de la table avant de t'appeler : « À table, c'est prêt. »

Au restaurant scolaire

- Si tu es servi à table, comme c'est le cas habituellement à l'école primaire, demande à tes parents de dire aux personnes qui servent de ne pas te resservir. Si le pain est distribué morceau par morceau, elles te donneront un seul morceau par repas. Si la panière – la corbeille de pain – reste sur la table, il y a un risque. Demande à un copain-ami de faire discrètement attention qu'elle reste loin de tes mains.
- Dans un self, habituel au collège, tu passes à la desserte pour te servir ou être servi. Si tu peux choi-

sir, prends ce que tu veux. Ajoute un morceau de pain. Assieds-toi pour manger. Point final. Ne retourne à la desserte en aucun cas. Si tu crains d'y retourner pour le rab, par habitude, sans faire attention, demande à une personne qui assure le service ou à un copain-ami de te rappeler que tu fais Papillote.

Au restaurant

Si tu es servi à ta place, la seule difficulté concerne le pain : demande aux convives que la panière ne reste pas sur la table. Ne va pas dans les restaurants où on se sert librement à un buffet : la tentation de se resservir y est trop forte. Ne va dans un lieu de restauration rapide – fast-food – que pour le repas de midi ou du soir. Le risque de se resservir y est faible. Ne prends qu'un dessert. Souviens-toi que la boisson sucrée, aliment liquide, est un dessert : si tu choisis un soda, n'ajoute pas une glace ; si tu choisis la glace, ne prends pas de soda.

Chez tes grands-parents

Explique-leur la règle n° 3, **je ne me ressers pas**. Ils doivent t'aider pour ne pas gâcher chez eux les résultats de ton changement de comportement. Ils peuvent te gâter en préparant ce que tu aimes mais ils doivent le servir à l'assiette.

Les situations à risque

De même que les règles n° 1, **je marche 30 minutes chaque jour**, et n° 2, **je ne mange que pendant les repas**, la règle n° 3, **je ne me ressers pas**, est facile à suivre les jours habituels, en période scolaire, et difficile à suivre les jours de vacances, de fêtes, de voyages, d'invitations ou de pique-niques parce que les lieux et les personnes changent. Anticipe. Tes parents peuvent résoudre certaines difficultés. Mais s'ils ne sont pas là, il faut t'aider toi-même. Voici deux exemples de situations à risque.

Mais je ne dois pas relâcher mes efforts, il faut que je continue à faire attention. (Angélique)
Durant la semaine, on faisait très attention. Il avait droit à un petit écart le dimanche. (Madame B.)

Les fêtes de fin d'année

La fin de l'année est une période difficile parce que :
- les signaux alimentaires sont accentués ;
- la fête fait oublier les soucis et les habitudes ;
- le rythme et la forme des repas sont modifiés ;
- les convives sont inhabituels.

Chez toi, tu peux espérer que tes parents restent attentifs. Un menu de fête comporte des aliments de fête, soigneusement cuisinés et présentés, mais pas plus nombreux que d'habitude. Si tu es invité chez de très bons amis, explique-leur ce que tu fais pour guérir. Ils ne te resserviront pas. Chez des gens que tu connais moins bien, fais attention. Vois plus haut ce que ça veut dire ! La première fois qu'on veut te resservir, réponds gentiment « Non, merci » et explique discrètement pourquoi. Des gens astucieux comprendront.

Le pique-nique du voyage scolaire

Choisis ce que tu aimes mais seulement ce qui est nécessaire. Prépare les sandwiches chez toi. Emporte un sachet individuel de chips (pas le sachet familial), un morceau de fromage (pas le camembert entier) et **un** dessert. Celui-ci peut être un fruit ou quelques gâteaux secs (pas le paquet entier) ou un sachet individuel de bonbons (pas le paquet de bonbons) ou une canette de boisson sucrée, aliment liquide. N'oublie pas l'eau fraîche dans un sac isotherme.

En pique-nique, la difficulté risque de provenir des autres enfants. Certains distribuent généreusement ce qu'ils ont apporté en trop. Papillote n'a pas de solution miraculeuse pour résister. Fais attention ! On l'a déjà dit, cela signifie que tu es dans un piège et que tu essaies de te faire le moins mal possible. Installe-toi à côté d'un adulte, mais ça fait chouchou, ou à l'écart, mais c'est triste. Lève-toi dès que tu as fini.

Si ça t'ennuie d'être toujours celui qui n'offre rien – à manger – aux autres, distribue des petits cadeaux rigolos qui ne se mangent pas, par exemple des ballons de baudruche.

Voilà ! Tu as lu toutes les explications sur la règle n° 3, **je ne me ressers pas.**

- D'accord, je vais la suivre → tu peux continuer la lecture.
- Pas d'accord → cherche une autre méthode ou renonce à ton projet de ne plus être trop gros.

Pour tes parents :

- D'accord, nous allons t'aider à la suivre.

Tu acceptes Papillote

Tu es motivé. Tu vas être aidé. Tu as accepté de suivre sans exception les 3 règles de Papillote : 1. **je marche 30 minutes chaque jour** ; 2. **je ne mange que pendant les repas**, moments où je suis assis, pas tout seul, devant une table, avec des couverts ; 3. **je ne me ressers pas**. Tu les as recopiées et affichées aux endroits stratégiques, par exemple sur la porte du réfrigérateur. Tes parents sont prêts à t'aider. Tu as averti ceux avec lesquels tu vis pour qu'ils évitent de te tendre des pièges.

Tu vas donc guérir puisque tu dépenseras davantage d'énergie qu'avant avec la règle n° 1, **je marche 30 minutes chaque jour**, et que tu ne mangeras pas plus qu'avant avec les règles n°s 2, **je ne mange que pendant les repas**, et 3, **je ne me ressers pas**.

Tu commences aujourd'hui

Si tu avais dans l'idée de commencer après… le week-end, les vacances ou les fêtes, tu aurais deux fois tort.

Je commence ce « régime » le soir même. Je me dis : « C'est cool, c'est pas un vrai régime. » (Céline)

- Tu aurais tort parce que, en attendant, tu peux grossir et ta guérison sera retardée d'autant.

- Tu aurais tort parce que :
  - après le week-end, il y aura d'autres week-ends ;
  - après les vacances, il y aura d'autres vacances ;
  - après les fêtes, il y aura d'autres fêtes.

Tu commences donc aujourd'hui. Si tu n'as pas marché 30 minutes depuis ton réveil, fais-le avant ce soir. Ne mange rien avant le repas – le prochain moment où tu seras assis, pas tout seul, devant une table, avec des couverts – et ne te ressers pas pendant celui-ci. Et demain, continue. Et après-demain aussi…

Si tu avais l'idée de commencer après le week-end, les vacances ou les fêtes, c'est probablement parce que tu penses que Papillote est plus facile à faire pendant les périodes scolaires. C'est parfaitement vrai. Tes jours d'école sont rythmés, réguliers, habituels. Ils se ressemblent. Dès que tu auras fait Papillote une journée, tu constateras que ce n'est pas bien difficile et que tu peux continuer le lendemain. Tes semaines d'école sont rythmées, régulières, habituelles. Pendant ces semaines, tes activités non scolaires suivent le même rythme ; tes mercredis se ressemblent. Dès que tu auras fait Papillote une semaine, tu te diras que ce n'est pas très difficile et que tu peux continuer la semaine suivante.

Mais, dès le prochain week-end, tu vas vérifier combien ta vie est plus compliquée quand tu ne vas pas à l'école. Tes horaires sont plus variés, ton emploi du temps moins rythmé, tes déplacements différents, ton environnement modifié. Tu dois être plus attentif et anticiper sur les événements inhabituels. Le samedi et le dimanche, marcher 30 minutes devrait se faire facilement. Mais ce sont les repas qui peuvent poser problème, par exemple si tu es invité. Si tous tes week-ends se ressemblent, dès le premier où tu auras fait Papillote tu t'apercevras que ce n'est pas bien difficile, même en week-end, et que tu peux recommencer le suivant. Mais si tes week-ends sont variés, tu devras être plus attentif pour prévenir les difficultés.

Je vais vous dire ce qui a été difficile, mais aussi ce qui a été plus facile pour arriver au but que nous nous étions fixé.
(Frédéric)

Pendant les vacances et les périodes de fête, tu continues de faire Papillote mais c'est plus difficile. De telles difficultés sont connues de tous ceux qui appliquent une méthode, quelle qu'elle soit, pour ne plus être trop gros. Comme ces difficultés sont dues aux vacances et aux fêtes, Papillote n'en est pas responsable ! Toi non plus. Tu ne pourras pas éviter ces périodes. Mais motivé, aidé et averti, tu peux faire face aux difficultés prévisibles. Aidé de tes parents, il faut que tu **anticipes**.

Exemples :

- À Noël, les pièges ne sont ni le foie gras ni la dinde aux marrons, mais les chocolats. D'où viennent-ils ? Sont-ils nécessaires ? Où sont-ils placés ? Comment les éviter ? À quel dessert sont-ils proposés ?
- En camping à la mer avec tes parents, le programme est souvent décidé au dernier moment en fonction des amis, des invitations, des propositions ou du soleil. Tu ne peux pas anticiper et tu dois donc rester très vigilant et tes parents également.

Fais un bilan au bout d'une semaine

Au bout d'une semaine, fais un premier point avec tes parents ou l'un d'eux ou une personne proche. Papillote te propose de répondre alors à quatre questions.

Quelles notes te donnes-tu ?

Donne-toi une note pour l'application de chacune des 3 règles. Inscris les notes sur un carnet.

- Si tu as marché 30 minutes chaque jour de la semaine sans exception, tu mérites 10/10 à la règle n° 1, **je marche 30 minutes chaque jour**. Si tu as marché 3 jours sur 7, tu peux te donner 2/10.
- Si tu as mangé uniquement pendant les repas, moments où tu étais assis, pas tout seul, devant une table, avec des couverts, tu as 10/10 à la règle n° 2, **je ne mange que pendant les repas**. Si tu as craqué une fois pour quelques bonbons qu'on t'a proposés à l'école, tu peux te donner 9/10. Si tu as mangé une fois un paquet de chips entre deux repas en regardant la télé, tu mérites 7/10.
- Si tu ne t'es jamais resservi, tu as 10/10 à la règle n° 3, **je ne me ressers pas**. Si tu as mangé 2 pains au chocolat au lieu d'un seul à un repas-goûter, tu peux te donner 8/10.

As-tu eu du mal à faire Papillote ?

Au début ça me gênait mais après quelques mois, je m'y suis habitué. (Laurent)

As-tu trouvé que c'était pénible ? Y a-t-il eu des moments plus difficiles que d'autres, des pièges, des tentations qu'il t'a fallu éviter, des personnes qui n'ont pas compris comment t'aider ? En repérant ces difficultés, tu les contourneras ou les résoudras plus facilement la semaine suivante.

Aujourd'hui on continue de faire attention, cela devient une habitude. (Madame B.)
Il y a des jours où c'était difficile. (Angélique)

Sur quoi dois-tu anticiper ?

Tu as réussi à faire Papillote pendant une semaine. Tu as résolu les difficultés. Tu es bien parti pour guérir. Anticipe sur la semaine prochaine : si tu prévois des moments inhabituels, réfléchis dès maintenant comment tu y feras face.

Quel est ton nouveau poids ?

Le matin, au réveil, va aux W.C. Puis pèse-toi avant de boire ou de manger. Ta balance doit être fidèle et juste, et avoir une précision de 100 grammes (voir le chapitre « Es-tu trop gros ? »). Inscris la date et ton nouveau poids sur le carnet.

- Si tu as 10/10 à chaque règle, tu n'as pas pris de poids. Au mieux, tu en as perdu. Au pire, il n'a pas changé. C'est bien, continue, ne te relâche pas.

Exception : si tu es une fille déjà réglée, ton poids peut varier d'une semaine à l'autre parce que ton corps retient de l'eau à certains moments du cycle génital et en perd à d'autres. Il te faudra quatre semaines pour comparer ton nouveau poids au poids initial.

- Si tu n'as pas 10/10 à chaque règle, tu as peut-être pris du poids. Réfléchis à ce qui n'a pas fonctionné. Cherche quelles ont été les failles dans l'application des règles. Relis le chapitre correspondant. Vois avec tes parents comment déjouer les pièges et corriger les imperfections.

Continue ensuite de te peser régulièrement

Après avoir essayé différentes fréquences, Papillote conseille la pesée hebdomadaire, c'est-à-dire une fois par semaine, le jour qui t'arrange. Cette surveillance est essentielle pour vérifier que tu atteins progressivement ton objectif : perdre ton excès de poids. Avec la pesée hebdomadaire, tu contrôles les résultats de ton changement de comportement : marcher plus sans manger plus. Si tu ne te pèses pas le jour prévu, c'est parce que :

- Tu es en vacances et tu n'as pas ta balance. Raison de plus pour être encore plus vigilant.
- Tu sais que tu n'as pas bien fait Papillote, tu as peur d'avoir pris du poids et tu préfères ne pas le savoir. Tu as tort : il vaut mieux le savoir pour corriger ton comportement sans plus attendre.

> *Aujourd'hui je fais 48 kg et je compte bien atteindre mon but personnel : faire entre 45 et 47 kg. (Julie)*

Le jour de la pesée, prends quelques minutes pour faire le point avec tes parents, noter l'application des trois règles et anticiper sur la semaine à venir.
Chaque semaine, vous parlez donc de ton poids quelques minutes et **vous n'en parlez plus jusqu'à la semaine suivante**.

Tous les deux mois environ :

- mesure-toi avec précision;
- inscris ta taille sur le carnet;
- cherche à la fin du livre le poids limite;
- calcule l'excès de poids restant.

Un exemple de carnet : le carnet d'Alexis

Date	Âge (en années et mois)	Poids actuel (en kg)	Notes aux 3 règles			Taille (en cm)	Poids limite (en kg)	Excès de poids (en kg)
			1	2	3			
28 janvier	10 a 6 m	59,4				150,2	46,6	12,8
4 février	10 a 6 m	59,2	10	10	10			
11 février	10 a 6 m	?	10	10	10			
18 février	10 a 6 m	59	10	9	7			
25 février	10 a 7 m	59	8	10	10			
4 mars	10 a 7 m	58,8	10	8	10			
11 mars	10 a 7 m	58,8	10	9	8			
18 mars	10 a 7 m	58,6	10	10	10			
25 mars	10 a 8 m	58,8	6	8	8	151,2	47,6	11,2
1er avril	10 a 8 m	?	10	10	10			
8 avril	10 a 8 m	58,6	10	10	10			
15 avril	10 a 8 m	58,4	8	9	10			
22 avril	10 a 8 m	58,3	10	10	9			
29 avril	10 a 9 m	58,2	10	8	8			
6 mai	10 a 9 m	58,2	10	7	10			
13 mai	10 a 9 m	58,0	10	10	10			
20 mai	10 a 9 m	57,9	8	10	10			
27 mai	10 a 10 m	57,9	8	9	9	152,0	48,4	9,5

En continuant à faire Papillote, Alexis sera guéri dans 1 an.

Un autre exemple de carnet : le carnet d'Anne-Sophie

Date	Âge (en années et mois)	Poids actuel (en kg)	Notes aux 3 règles			Taille (en cm)	Poids limite (en kg)	Excès de poids (en kg)
			1	2	3			
1er juin	14 a 6 m	80,8				160,4	63,6	17,2
8 juin	14 a 6 m	80,4	10	9	10			
15 juin	14 a 6 m	80,2	10	10	10			
22 juin	14 a 6 m	80,1	8	10	10			
29 juin	14 a 6 m	79,8	10	7	10			
6 juillet	14 a 7 m	79,8	10	8	10			
13 juillet	14 a 7 m	79,5	10	10	10			
20 juillet	14 a 7 m	79,2	10	10	10			
27 juillet	14 a 7 m	?	6	8	8			
3 août	14 a 8 m	?	6	4	4			
10 août	14 a 8 m	80,0	8	6	7	160,4	63,9	16,1
17 août	14 a 8 m	79,6	10	10	10			
24 août	14 a 8 m	79,3	10	10	10			
31 août	14 a 8 m	?	?	?	?			
7 sept.	14 a 9 m	78,8	10	10	10			
14 sept.	14 a 9 m	78,8	10	8	8			
21 sept.	14 a 9 m	78,5	10	10	10			
28 sept.	14 a 9 m	78,3	10	10	10	160,5	64,1	14,2

Anne-Sophie ne grandit plus beaucoup car elle est réglée depuis 2 ans.

Après un relâchement pendant les vacances, elle s'est bien reprise. Elle peut être satisfaite mais, comme son excès de poids est important, elle devra poursuivre Papillote pendant 18 mois pour être guérie.

Tu t'es guéri

Le jour où ton poids égale le poids limite, tu n'es plus trop gros, tu es guéri. **Tu as fait ce qu'il fallait faire et tu t'es guéri**. Bravo. Tu peux remercier ceux qui t'ont aidé.

Ce matin, Marine faisait 36,7 kg ! C'était peut-être son plus beau cadeau de Noël. En tout cas, elle rayonnait tel un papillon voletant de joie. (Madame C.)

Que vas-tu faire maintenant ?

Si tu arrêtes brusquement de faire Papillote, tu risques de rechuter. Ce n'est pas obligé mais il est impossible de le savoir. Papillote te suggère d'adopter une attitude raisonnable intermédiaire entre tout continuer et tout arrêter. Voici une proposition en plusieurs étapes.

1. Supprime la règle n° 3, **je ne me ressers pas**. Continue de respecter les règles nos 1, **je marche 30 minutes chaque jour**, et 2, **je ne mange que pendant les repas**, mais ressers-toi au cours des repas si tu en as envie.

J'espère que tous les enfants réussiront tout comme moi à atteindre leur but ! (Julie)

2. Pèse-toi une fois par mois et reprends la règle n° 3, **je ne me ressers pas**, si ton poids dépasse le poids limite.

3. Dans 6 mois, si tout va bien, supprime, seulement les jours inhabituels (jours de fête, jours où tu es invité), la règle n° 2, **je ne mange que pendant les repas**.

4. Poursuis définitivement la règle n° 1, **je marche 30 minutes chaque jour**, ou bien remplace-la par : « je fais au moins l'équivalent de 30 minutes de marche rapide chaque jour » (voir ci-dessous).

5. Suis les conseils du Programme national nutrition-santé (PNNS). Les voici, résumés :

Je peux même me resservir du plat d'accompagnement si je le veux et je vais reprendre la marche de 30 minutes que j'ai laissée un peu de côté.
(Océane)

- Manger au moins 5 fruits et légumes par jour.
- Consommer du pain, des céréales, des pommes de terre et légumes secs à chaque repas, selon l'appétit.
- Manger des produits laitiers trois fois par jour.
- Consommer de la viande, de la volaille, des produits de la pêche ou des œufs une à deux fois par jour.
- Limiter la consommation des matières grasses ajoutées.
- Limiter la consommation des produits sucrés.
- Boire de l'eau à volonté au cours et en dehors des repas.
- Limiter la consommation de sel.
- Faire au moins l'équivalent de 30 minutes de marche rapide chaque jour.

Témoignages

• [...] Mon poids était trop élevé par rapport à ma taille et à mon âge. J'ai réussi à perdre tous les kilos en trop et j'ai maintenant un poids qui ne dépasse pas la normale. J'ai réussi car je voulais perdre ces kilos pour moi-même, de façon à ce que je me sente mieux dans ma peau. J'ai réussi grâce à ma volonté surtout. Aujourd'hui je fais 48 kg et je compte bien atteindre mon but personnel : faire entre 45 et 47 kg.

PS : J'espère que tous les enfants réussiront tout comme moi à atteindre leur but !

Julie

• [...] J'ai réussi à en arriver là, c'est-à-dire revenir à mon poids normal. Mon docteur avait dit que, pour maigrir, il fallait que je mange des légumes à l'eau, mais papa a refusé et j'y ai échappé. C'est vrai que je ne me sentais pas bien dans ma peau. J'ai quand même dû subir les moqueries de mes camarades parce que j'étais vraiment trop grosse. Il fallait que je fasse une demi-heure de marche par jour mais ça n'amusait mes parents pas plus que moi. Au départ j'ai protesté un peu, je m'y suis vite habituée. J'ai appris à manger à ma faim en ne me servant qu'une fois, même des bonnes choses, les glaces et les frites.

Noémie

• [...] Ce matin, Marine faisait 36,7 kg (!) malgré les fêtes avec 1 cm de pris. C'était peut-être son plus beau cadeau de Noël. En tout cas, elle rayonnait tel un papillon voletant de joie. Côté activités : elle fait de la natation le matin ; elle danse à la maison sur toute musique. Elle veut s'inscrire à un cours de claquettes à la rentrée, en attendant de rentrer aux Jeannettes.

Madame C.

• Pendant ces derniers mois qui se sont écoulés, j'ai appris plein de choses. Il y a des jours où c'était difficile. Quand il y avait des gâteaux au chocolat ou toutes sortes d'aliments gras, je me gavais mais je n'étais pas fière du résultat : je grossissais, le poids augmentait et je me disais dans ma tête : « Quel malheur m'est arrivé. » Les jours se sont écoulés et on m'a dit : « Tu t'es affinée, tu as grandi, tu as maigri. » Et là, j'étais fière de moi. [...] Mais je ne dois pas relâcher mes efforts, il faut que je continue à faire attention. Maintenant, je suis beaucoup plus mince, je peux mettre de plus beaux habits ! Il y a une chose que je dois dire, c'était très difficile de ne pas se resservir. [...] Je me pose une question : « Lorsque je serai grande, est-ce que je serai un peu forte ? »

Angélique

• J'ai pris l'initiative de prendre le rendez-vous car je voulais perdre du poids. J'étais content d'être arrivé au point zéro, au mois de février. J'ai eu plus de mal à faire la marche que le reste. Papillote n'est pas très difficile car on peut manger de tout. [...] Je ne mangeais du fromage qu'une fois par jour. Au début ça me gênait mais après quelques mois, je m'y suis habitué.

Laurent

• [...] Pour que Laurent puisse arriver à un résultat, il est certain qu'il a fallu l'aider au quotidien. Pour cela, j'ai imposé des règles de vie : ne pas se resservir, marcher 30 minutes par jour, supprimer les jus de fruits... Laurent a eu plus de mal à faire la marche que le reste. Ainsi, pour l'encourager, on faisait en sorte de l'accompagner (son frère, son père ou moi-même). Quant aux repas, je m'arrangeais toujours pour varier et éviter bien sûr les pâtisseries. Pour ne pas se resservir, je servais chaque assiette et retirais le plat de la table. Durant la semaine, on faisait très attention. Il avait droit à un petit écart le dimanche. Aujourd'hui on continue de faire attention, cela devient une habitude. [...]

Madame B., mère de Laurent

• [...] Vous m'aviez demandé de vous écrire quand mon « régime » serait terminé. Régime est entre guillemets car, pour moi, ce n'était pas un régime, c'étaient des bonnes règles d'hygiène alimentaire [...] Je commencerai donc à notre rencontre que je raconterai brièvement. [...] Vous me demandez combien je veux perdre. Réponse : 20 kg! Vous me répondez que dans ce cas-là, vous ne pouvez rien pour moi. Chose importante : la pesée! Résultat des courses : 70,4 kg. J'ai honte. Vous me posez des tas de questions, genre « pourquoi veux-tu mincir ? » [...] Je sais qu'à ce moment j'ai pleuré. Vous me dites que je dois perdre 7,5 kg. Vous me donnez les quatre commandements : se peser chaque semaine; marcher 30 minutes par jour; ne manger que pendant les repas (pour moi : ne pas grignoter); ne pas se resservir... Vous marquez sur votre feuille « motivation +++ ». Je commence ce « régime » le soir même. Je me dis : « C'est cool, c'est pas un vrai régime. » [...] Ça a été très dur au début, puis, avec le temps, je me suis habituée. J'ai eu de la chance, mes amies ont accepté de marcher avec moi. [...] C'est même elles qui me l'ont proposé! Sinon, il y avait mes parents, surtout ma mère, et mes frères et sœurs quelquefois. Du coup, je n'ai pratiquement pas raté la marche. Pour ne pas se resservir, c'était plus dur car mon père me reproposait toujours les plats. Je ne sais pas s'il le faisait exprès ou s'il oubliait vraiment. Quoi qu'il en soit, ça m'énervait beaucoup. [...] En conclusion, il y a 2 ans, je ne me sentais pas bien dans ma peau. Aujourd'hui, je ne me sens toujours pas bien. Je sais que j'ai maigri : je le vois chaque semaine sur la balance et ma famille et mes amis me le disent. Je les crois, enfin, surtout la balance.

Céline

• Lucie, qui mesure 1,83 m et pesait 90 kg, pèse actuellement 76 kg. Elle y est arrivée en faisant le sport qu'elle aime : l'aviron. Elle n'a, à ma connaissance, pas modifié grand-chose à son alimentation. Elle est cependant en internat, donc mange des menus en plateaux calibrés où l'on choisit à l'avance le contenu de son assiette. Difficile, ces problèmes de poids!

Monsieur G.

• [...] La méthode Papillote m'a permis d'atteindre le poids correspondant à ma taille et ainsi me sentir mieux dans mon corps et dans ma tête. Je vais vous dire ce qui a été difficile, mais aussi ce qui a été plus facile pour arriver au but que nous nous étions fixé. La première règle était de se peser chaque semaine. [...] La seconde règle était de ne pas manger seul et entre les repas. Le grignotage a vite été supprimé : nous évitions d'acheter tout ce qui pouvait me donner envie de grignoter (les barres chocolatées entre autres). Une fois ce problème résolu, manger aux bons moments et en compagnie devenait facile puisqu'il n'y avait aucune friandise dans le placard. La troisième règle était de ne pas se resservir. Elle était en fait facile; se resservir n'est que de la gourmandise. S'il ne reste rien dans les plats, la tentation n'existe pas. La quatrième était de ne pas manger de gâteaux à apéritifs. Celle-ci était un peu plus dure; à la maison il n'y avait aucun souci, mais lorsque l'on était invités il n'était pas évident de faire comprendre le principe à tout le monde, surtout aux grands-parents! Mais ma volonté me poussait à faire de mon mieux. La dernière était de marcher au minimum 30 minutes par jour. Là, par contre, c'était assez difficile : après une journée d'école, sortir après 18 h, surtout l'hiver, n'était pas ma tasse de thé. Si j'avais davantage de temps, j'allais faire une heure, ou plus, de vélo ou de foot. Je pratiquais tout de même le tennis chaque semaine. La fréquence de l'exercice physique est, à coup sûr, un facteur de réussite.

Une fois toutes les règles respectées, le suivi avec votre collaboratrice s'est très bien passé : une visite tous les 2 ou 3 mois, jusqu'à ce que l'objectif soit atteint. Nos entretiens m'ont beaucoup stimulé. Je pèse aujourd'hui 78 kg pour 1,78 m. Je suis reconnaissant à mes parents qui m'ont, eux aussi, bien aidé. [...] Ils travaillaient tous les deux et tous les repas étaient pris à la maison. Je peux vous dire qu'ils sont très heureux du résultat obtenu. [...]

Frédéric

• [...] À cet âge, les adolescents refusent souvent les conseils de leurs parents. Il faut que les parents soient vigilants mais il est souvent difficile de gérer les grignotages en dehors des repas. [...] Valentin a finalement compris et accepté de faire attention malgré une première entrevue avec vous qui fut assez houleuse. Il avait tous les arguments pour ne pas faire 30 minutes de marche par jour. Je conseillerai donc à tous les parents de ne pas baisser les bras et de demander de l'aide à leur médecin, dans un premier temps. Valentin est mieux dans sa peau à un âge où tout semble difficile à gérer.

Madame D.

• Voici le témoignage d'une mère qui a aidé son enfant à ne plus être gros grâce à la méthode Papillote. En un an, Benjamin avait pris 10 kilos (7 kilos de trop par rapport à la courbe de poids). C'était l'année de sa 6e. Benjamin était très motivé après la première consultation, et moi-même déculpabilisée. Il a suivi les 3 règles prescrites. Benjamin a repris confiance en lui. En huit mois, le surpoids a disparu. Notre aide, en tant que parents, a été de ne plus laisser notre enfant seul pendant les repas et d'éviter au maximum le grignotage lors des apéritifs chez les amis. Malgré son enthousiasme pour jouer à l'extérieur avec ses amis, la règle la plus dure à respecter pour Benjamin a été les 30 minutes de marche quotidienne. [...]

Madame M.

• [...] Je suis venue chez vous au mois de mai 2006 car mon amoureux se moquait trop souvent de moi. Avant je me trouvais trop grosse comparée aux autres filles. Je trouvais également que tout le monde me regardait ; c'était horrible !!! Mais un jour ma maman a eu l'idée de m'emmener chez vous pour me soigner de « mon poids en trop » ; j'ai suivi la méthode Papillote. Il n'a pas été difficile pour moi de changer un peu mes habitudes alimentaires : ne pas me resservir n'a pas été très difficile et je n'ai manqué de rien (ou presque). Il a été très difficile de ne pas pouvoir manger des gâteaux apéritifs, c'était insupportable ! Mais j'y suis arrivée. C'était et c'est toujours difficile de trouver un moment pour faire la marche de 30 minutes chaque jour, mais nous y sommes arrivés également avec de la volonté. Aujourd'hui je me sens bien dans ma peau (consultation du 09/01/08), j'ai grandi et je suis au poids normal pour ma taille. Toutes les personnes disent que je suis fine et que je suis belle et je sais qu'aujourd'hui les garçons de ma classe viennent souvent vers moi et me regardent plus qu'avant. Je sais que le garçon qui se moquait de moi (B...) m'aime à son tour. Je suis fière de moi et du résultat de cette méthode Papillote. Aujourd'hui je suis guérie de mon surpoids, je peux même me resservir du plat d'accompagnement si je le veux et je vais reprendre la marche de 30 minutes que j'ai laissée un peu de côté. Je me rends compte, comme vous me l'avez expliqué, que d'être gaie me rapproche des autres. Ma conclusion est que vous m'avez aidée pour beaucoup de choses à perdre du poids et à être gaie. [...]

Océane

• [...] Je vous ai écouté pour appliquer les règles. Moi je l'ai bien vécu tout de suite. Dès le 1er mois, j'ai vu le résultat sur la balance, ça m'a entièrement mis en confiance pour continuer comme ça durant une année. Au final, au bout d'un an, je ne suis plus gros, je suis normal !!! Et compte bien le rester. J'ai perdu en tout 8 kg tout en grandissant de 10 cm. Ça m'a en plus aidé pour le sport que je pratique maintenant sans être essoufflé, je me sens beaucoup mieux comme ça. [...]

Alex

• Nous tenons à vous informer que cela n'a pas été dur et que notre fils s'est bien impliqué dans le « régime » qui lui permettait, s'il voulait manger par exemple des bonbons, eh bien de le faire à la place d'un quatre-heures [...] Nous avons bien vécu cette année tout en soutenant Alex et en l'encourageant à continuer, ce qu'il a fait bien volontiers en constatant le résultat. [...]

Monsieur et Madame B., parents d'Alex

Partie 2

Papillote justifiée aux parents

Introduction

Dans « Papillote expliquée aux enfants » on s'est efforcé de montrer comment on pouvait :

- respecter l'enfant gros : son poids est un réel souci qui mérite attention, compréhension et soin ;
- l'encourager, « tu peux te guérir », sans le culpabiliser. On ne parle jamais du passé ;
- être sérieux car on ne joue pas avec la souffrance d'un enfant ni avec sa santé future, sans cependant dramatiser pour ne pas l'angoisser ;
- lui proposer une méthode thérapeutique cohérente et précise ;
- ne pas le tromper : on lui promet l'efficacité de la méthode sans lui dissimuler les difficultés.

Papillote n'est pas de la famille « Y'a qu'à ».

Science et bon sens

Certains adultes, parents, professionnels ou éducateurs désireux d'aider un enfant gros à guérir d'un excès de poids arrêteront ici leur lecture. Soit que la méthode Papillote leur semble raisonnée et raisonnable et qu'ils pensent pouvoir l'appliquer immédiatement ; soit au contraire, qu'elle leur semble déraisonnable ou irréalisable, compte tenu des aménagements que sa mise en œuvre nécessiterait dans la vie de l'enfant et de l'implication qu'elle exige de la part des adultes qui l'entourent.

D'autres voudront encore réfléchir. Papillote s'articule mal avec ce qu'ils croyaient, savaient ou croyaient savoir, ce qu'ils avaient appris, lu, écouté et répété à leur enfant, ce qu'ils avaient appliqué ou tenté d'appliquer. Ils balancent entre « Mais c'est bien sûr ! » et « Trop banal, pas assez savant ! ». Ils peinent à accepter le principe logique de bioénergétique – « On réduit un excès de poids en dépensant plus d'énergie sans manger plus » – et les 3 règles comportementales simples qui en découlent parce qu'ils les confrontent avec des éléments de connaissance scientifique parfois pointus, souvent justes, mais désordonnés. Leur bon sens se heurte au discours courant sur le traitement de l'excès de poids de l'enfant, discours tellement rodé malgré ses limites et ses échecs, qu'un regard critique devient difficile. Leurs réticences peuvent aussi être liées à des concepts récents, largement vulgarisés mais mal étayés, lesquels fonctionnent comme de nouvelles idées reçues et freinent les changements de comportement nécessaires à la guérison de l'enfant gros.

Les nouvelles idées reçues

« Le petit déjeuner est le repas le plus important. »

Depuis une vingtaine d'années, on déplore volontiers la soi-disant insuffisance du petit déjeuner de l'enfant français. Elle ne repose sur aucun fondement solide. Une revue scientifique de haut niveau n'accepterait pas un article contenant cette affirmation parce que son comité de lecture, garant de l'exactitude et de la rigueur, demanderait des preuves à l'auteur. « Insuffisance, dites-vous, mais par rapport à quelle référence scientifiquement établie et avec quelles conséquences démontrées ? » D'ailleurs les enquêtes de consommation alimentaire montrent que la majorité des enfants prennent un petit déjeuner le matin, souvent plus copieux que celui des adultes. Le mythe a grandi en bénéficiant aux fabricants de céréales pour petit déjeuner qui l'ont entretenu. Chronologiquement, l'essor de ces céréales correspond à celui du mythe, lequel a, en outre, légitimé la collation en milieu de matinée dans les écoles maternelles : « Puisque les enfants mangent mal le matin, il faut qu'ils mangent à l'école à 10 h. » Des nutritionnistes, appelés en renfort, ont défendu cette collation en alléguant un risque de malaise par hypoglycémie en fin de matinée. Cette évocation fait sourire les pédiatres hospitaliers qui connaissent les conséquences d'une véritable hypoglycémie. Mais des enfants qui n'étaient pas gros, dont les apports énergétiques quotidiens étaient spontanément organisés en trois prises alimentaires (déjeuner, goûter et dîner), se sont vus imposer par des parents vigilants et respectueux du discours sanitaire ambiant un petit déjeuner copieux avec, en prime, une collation à 10 h pour mieux travailler à l'école. Avec ces apports énergétiques supplémentaires, certains de ces enfants pourraient bien être devenus trop gros.

« Il faut recharger les batteries après l'effort. »

L'incitation faite aux enfants de se nourrir immédiatement après un exercice physique inhabituel, par exemple en sortant de la piscine, pour reconstituer l'énergie perdue et éviter toute sensation de faim, a le même effet pervers que la collation, amplifié par l'usage, habituel dans ce cadre, de friandises attrayantes qui donnent à l'enfant l'impression que tout effort mérite une récompense.

« Il faut manger de tout. »

La couverture des besoins en nutriments essentiels (certains acides aminés, quelques acides gras, les minéraux et les vitamines) est mieux assurée si la ration alimentaire fait appel chaque jour – pas nécessairement à chaque repas – à tous les groupes d'aliments : céréales, laitages, fruits et légumes, légumineuses et huiles, viandes ou poissons ou œufs. Cette indispensable diversité des sources alimentaires reste un souci constant dans les pays en voie de développement où les apports énergétiques par l'aliment de base (riz, manioc, mil) doivent être complétés pour éviter les carences nutritionnelles. Celles-ci sont devenues rares en Occident mais le concept de nécessaire diversité a évolué abusivement vers celui de nécessaire variété. « Il faut manger de tout. » En sillonnant les rayons alimentaires d'un hypermarché, on réalise que c'est impossible : on ne peut pas manger de tout. Cette obsession nuit à l'élaboration d'un comportement alimentaire raisonnable. Dans les années 1975-1985, des chercheurs ont établi que des rats qui pouvaient manger librement des aliments très variés, sélectionnés pour leurs qualités sensorielles attractives, devenaient obèses, surtout quand ils avaient une prédisposition génétique. La variété augmente la consommation alimentaire. Dans le même ordre d'idées, l'organisation des repas en self-service au collège et au lycée mériterait une réévaluation. Ce mode de service, qui permet de choisir ce qu'on préfère, n'est peut-être pas une heureuse contribution à la prévention de l'excès de poids. Quand l'enfant n'a pas le choix, l'alternance des menus qu'il aime et de ceux qu'il n'aime pas pourrait contribuer à la juste régulation de la balance énergétique.

« Pour maigrir, il faut boire des boissons light. »

Chronologiquement, l'avènement des édulcorants de synthèse dans les boissons sucrées est contemporain de l'épidémie d'excès de poids. L'obésité favorise le commerce des light. Mais celui-ci peut aussi favoriser l'obésité. Une boisson light a un goût sucré sans contenir de sucre. Elle trompe le cerveau. Mais le cerveau n'est pas idiot. Il s'adapte. La consommation de light est donc inefficace à long terme. Il est temps de s'en apercevoir. Pire, l'alternance de vrai sucre et de faux sucre contribue probablement à dérégler l'équilibre très fin, géré par le cerveau, entre les apports et les dépenses énergétiques et à entretenir l'excès de masse grasse.

Les pages qui suivent s'efforcent de répondre aux questions les plus fréquemment posées par ceux auxquels la méthode Papillote a été présentée lors de conférences-débats : parents d'élèves, éducateurs de jeunes enfants, enseignants, infirmières-puéricultrices, médecins généralistes, pédiatres et diététiciennes.

Pourquoi dire « gros » et pas « obèse » ?

Dans la première partie de ce livre, « Papillote expliquée aux enfants », on utilise les expressions « gros », « trop gros », « très gros » et « excès de poids », mais jamais « obèse » ou « obésité ». Voici, en cinq étapes, la justification de cet évitement.

Surcharge pondérale et obésité

Il y a quelques années, les médecins parlaient de surcharge pondérale pour les enfants un peu trop gros et d'obésité pour les enfants beaucoup trop gros. Chacun situait où il voulait la limite entre « normal » (pas trop gros), « en surcharge pondérale » (un peu trop gros) et « obèse » (beaucoup trop gros). Puis la surcharge pondérale a acquis la même connotation péjorative que l'obésité et a laissé sa place au surpoids, décalque de l'anglais *overweight*.

Le rapport poids/taille au carré

Des experts internationaux se sont accordés sur les définitions de l'obésité et du surpoids applicables aux adultes en utilisant le rapport P/T^2 (où P est le poids exprimé en kilogrammes et T la taille exprimée en mètres). Ce rapport, autrefois appelé « indice de Quételet », a été rebaptisé indice de masse corporelle (IMC). Un adulte est :

- en surpoids si son P/T^2 est compris entre 25 et 30 kg/m^2 ;
- obèse si son P/T^2 est supérieur à 30 kg/m^2.

Si on connaît la taille d'un adulte, on peut calculer facilement le poids au-dessus duquel il est en surpoids (on élève sa taille au carré et on multiplie le résultat par 25) ou obèse (on élève sa taille au carré et on multiplie le résultat par 30).

Ainsi un adulte de 170 cm est :

- en surpoids s'il pèse entre 72,2 et 86,7 kg ;
- obèse s'il pèse plus de 86,7 kg.

Le rapport P/T^2 reflète la proportion de masse grasse par rapport à la masse totale. Mais, comme la proportion de masse grasse évolue pendant la croissance, les valeurs 25 et 30 de P/T^2 utilisées pour définir le surpoids et l'obésité des adultes ne sont pas transposables aux enfants. D'autres valeurs, adaptées à chaque âge, doivent être utilisées. Ainsi, pour une fille de 7 ans, la valeur de P/T^2 correspondant à la définition du surpoids chez l'adulte est de 18 (et non de 25) et la valeur de P/T^2 correspondant à la définition de l'obésité chez l'adulte est de 20,5 (et non de 30). On pourrait donc dire, par similitude avec l'adulte, qu'une fille de 7 ans est :

- en surpoids si son P/T^2 est compris entre 18 et 20,5 kg/m^2 ;
- obèse si son P/T^2 est supérieur à 20,5 kg/m^2 ;

donc, si elle mesure 125 cm, qu'elle est :

- en surpoids si elle pèse entre 28,2 et 32 kg ;
- obèse si elle pèse plus de 32 kg.

Obésité de degré 1 et obésité de degré 2

Récemment le ministère de la Santé a demandé aux médecins d'utiliser – seulement pour les enfants – l'expression « obésité de degré 1 » là où on parlait auparavant de surpoids et « obésité de degré 2 » là où on parlait auparavant d'obésité sans précision de degré. Ainsi une fille de 7 ans et 125 cm est désormais obèse de degré 1 (auparavant en surpoids) si elle pèse entre 28,2 et 32 kg et obèse de degré 2 (auparavant obèse sans autre précision) si elle pèse plus de 32 kg.

En demandant de nommer obésité (de degré 1) ce qu'on nommait auparavant surpoids et qu'on nomme toujours ainsi chez l'adulte, les conseillers médicaux du ministre de la Santé ont probablement souhaité alerter les parents d'un enfant qui a un excès de poids encore modéré pour qu'ils s'en inquiètent plus précocement. Mais ils ont compliqué les choses ! Ainsi, quand on dit que 15 % des enfants français sont obèses, on compte les obèses de degré 1 et de degré 2. Mais celui qui utilise l'ancien vocabulaire dira que 3 % seulement des enfants sont obèses et que 12 % ont un surpoids. Quand il devient adulte, l'enfant obèse de degré 1 n'est plus qu'en surpoids et l'enfant obèse de degré 2 redevient simplement obèse sans précision de degré. Il y a donc davantage d'enfants obèses (degrés 1 et 2) que de jeunes adultes obèses. On peut regretter que les dénominations ne soient pas harmonisées.

> Les tableaux de l'annexe 1, à la fin du livre, donnent le poids limite au-dessus duquel un enfant est obèse de degré 1 ou en surpoids. Les abaques de l'annexe 2 sont destinés aux lecteurs qui préfèrent les graphiques.

Un enfant n'emploie jamais le mot « obèse » pour lui-même

Même quand il a 20 kg de trop, un enfant ne dit pas : « Je suis obèse. »

Il dit :

- « Je suis trop gros. »
- « J'ai du poids en trop. »
- « J'ai un problème de poids. »
- « Je grossis trop vite. »
- « Je voudrais maigrir. »
- « Je voudrais faire un régime. »

Ses parents confortent cet évitement et l'étendent souvent à l'adjectif « gros ».

Ils disent :

- « Il est costaud. »
- « Il est trop fort. »
- « Il se porte bien. »
- « Il prend du poids trop vite. »
- « Il s'est arrondi. »

Mais jamais ils ne disent :

- « Il est obèse. »

Et rarement :

- « Il est trop gros. »

La représentation sociale de l'obésité explique cette réticence. Le jugement des autres sur la personne obèse, et de la personne obèse sur elle-même, est souvent dévalorisant, voire culpabilisant. La personne obèse est considérée comme faible et dépourvue de volonté. L'enfant trop gros n'aime donc pas se définir ainsi.

Autre hypothèse : l'enfant éviterait un mot, obèse, qui est plutôt utilisé pour les adultes et qui lui fait peur parce qu'il évoque un état vers lequel il se dirige et dont il pense, faussement, qu'on ne guérit pas.

On ignore si l'emploi du mot « obésité » favorise la motivation ou la démotivation de l'enfant. Cela dépend sans doute de sa personnalité.

Ses parents sont les mieux placés pour en juger. S'en remettant à leur sagesse, on a supprimé les mots obèse et obésité de « Papillote expliquée aux enfants ». Cette position est révisable s'il advenait que l'emploi de ces mots favorise la motivation de l'enfant, l'aide apportée par les parents et la guérison.

Les kilos en trop

On a soigneusement précisé dans « Papillote expliquée aux enfants » comment un enfant pouvait trouver son poids limite dans le tableau de l'annexe 1 et calculer son excès de poids. Parler en kilos de trop résout avec élégance les questions de vocabulaire.

Tout enfant comprend que :

- 1 kg de trop, c'est moins grave que 10 de trop ;
- 6 kg de trop quand on en a eu 10 de trop, c'est mieux ;
- 0 kilo de trop : on est guéri.

« J'ai 5 kg de trop » remplace avantageusement « Je suis obèse de degré 1 » ou « Je suis trop gros » en signifiant à la fois l'excès de poids et son ampleur.

L'excès de poids est-il une maladie ?

Le point de vue de l'enfant

Quand il a plusieurs dizaines de kilos en trop, l'enfant gros ressent des désagréments physiques : macération de la peau entre les bourrelets adipeux, essoufflement au cours des efforts minimes, gêne dans les mouvements habituels. En dehors de cette situation extrême, l'enfant gros ne se plaint d'aucun symptôme désagréable : ni douleur, ni gêne respiratoire, ni toux, ni vertiges, ni démangeaisons, ni vomissements, ni déficit moteur ou sensoriel, ni fatigue, ni troubles du sommeil, ni perte d'appétit. Il ne se sent pas malade. Il n'utilise d'ailleurs pas ce mot, contrairement à l'enfant asthmatique ou diabétique qui, lui, parle de sa maladie.

Certes, l'excès de poids favorise la survenue de certaines complications.

- L'épiphysiolyse de hanche est une déformation de la tête du fémur. Rare, mais grave, elle survient beaucoup plus souvent chez les jeunes adolescents obèses que chez les autres.
- L'échographie de l'abdomen révèle souvent des dépôts de graisse dans le foie de l'enfant obèse : on en connaît mal les conséquences et l'évolution.
- Une hypertension artérielle modérée et des anomalies du taux des lipides sanguins sont fréquentes et généralement réversibles après le retour à un poids normal.

On peut toujours expliquer à un enfant gros que son excès de poids est préjudiciable à sa santé future, mais cette évocation d'un risque pour sa santé à venir est souvent vaine. Dans la tête d'un enfant, l'avenir ne dépasse pas les prochaines grandes vacances. Le risque pour sa santé d'adulte n'est pas un élément de motivation sur lequel on peut s'appuyer pour encourager un enfant trop gros à se soigner pour guérir. Il est raisonnable de lui en parler mais sans se leurrer sur l'efficacité de l'avertissement. Mieux vaut s'appuyer sur sa source de motivation, aussi saugrenue semble-t-elle. Avec une fille qui aimerait s'habiller comme les autres, on gagne à discuter des vêtements qu'elle aimerait porter plutôt que de sa santé.

Le point de vue de ses parents

De même que l'enfant trop gros ne se sent pas malade, ses parents ne le considèrent pas comme tel et n'utilisent jamais ce mot à son sujet. Voici quelques hypothèses qui expliqueraient cette attitude.

• Le seul signe clinique visible est une silhouette trop large mais aussi familière que celle d'un enfant grand, petit ou maigre, de sorte que les parents n'y prêtent plus attention.

• L'enfant gros se plaint peu. Il est discret sur ce qu'il ressent. Il ne ressasse pas à longueur de journée qu'il est mal dans sa peau, qu'il ne peut pas courir, qu'on se moque de lui, qu'il ne peut pas s'habiller comme il voudrait ou qu'il est différent des autres. Ses parents n'entendent pas tous les jours l'expression de sa souffrance.

• L'ambiance autour de l'enfant gros n'est pas médicale : ni hospitalisation, ni examens, ni piqûres, ni médicaments, ni surveillance compliquée. Il arrive même que les parents oublient la consultation prévue.

• L'excès de poids est défini par une valeur numérique. Prenons l'exemple de Mathias : 8 ans 11 mois, 143 cm et 39,4 kg en janvier ; 9 ans 1 mois, 144 cm et 40,2 kg en mars.

En janvier, il n'était pas trop gros. En mars, il a vieilli de 2 mois, grandi de 1 cm et grossi de 800 g et... il est devenu obèse de degré 1. On hésite à dire qu'il était bien portant en janvier et malade en mars ! En interpolant, on calculerait que la maladie a commencé à 2 h 30 dans la nuit du 15 au 16 février.

Cette difficulté de définition survient chaque fois qu'un diagnostic repose sur le résultat d'une mesure. Ainsi Mathias serait malade d'hypertension si sa pression artérielle était de 13,4 centimètres de mercure et guérirait si elle revenait à 13,2.

• On connaît des adultes modérément gros qui l'ont toujours été, n'en souffrent pas et n'ont pas de complications. Un excès de poids modéré, sans autre facteur de risque, peut rester sans conséquence. Question de chance. Mais, à la loterie, on n'est pas sûr de gagner.

• Contrairement aux parents de l'enfant allergique, épileptique ou diabétique, ceux de l'enfant gros ne redoutent pas une nouvelle crise spectaculaire et angoissante dont la crainte stimulerait leur vigilance. Ils ne vivent pas dans l'appréhension d'une complication évolutive dramatique comme ceux de l'enfant qui a une malformation cardiaque grave ou un cancer.

• L'excès de poids d'un enfant ne perturbe pas la vie familiale comme le fait un handicap physique ou intellectuel, un déficit visuel ou auditif, une maladie psychiatrique.

Le point de vue de son médecin

Pour lui aussi, l'excès de poids de l'enfant a un statut ambigu.

• Certains médecins qualifient de morbide une obésité grave, compliquée et invalidante. Or, morbide signifie « relatif à la maladie, pathologique ». On comprend donc qu'ils ne considèrent pas l'obésité modérée comme une maladie puisqu'ils ne la qualifient pas de morbide.

• Quand un enfant gros consulte pour autre chose que son poids, une rhinopharyngite par exemple, le médecin ne relève pas toujours l'existence d'un excès de poids. Or, habituellement, quand il constate deux maladies chez le même patient, le médecin ne néglige pas l'une des deux.

• Une maladie est caractérisée par des symptômes à identifier, un diagnostic à établir, une cause à rechercher, des complications à redouter, un pronostic à préciser et un traitement médical ou chirurgical à déterminer. L'excès de poids de l'enfant épouse mal ce schéma : le symptôme est unique, le diagnostic évident, la cause imprécise, les complications lointaines, le pronostic incertain, et le traitement ne fait appel ni aux médicaments ni à la chirurgie.

• Quand il s'agit d'un adulte, le médecin considère l'obésité comme un facteur de risque qui favorise des maladies telles que le diabète, les maladies cardiovasculaires ou les rhumatismes des membres inférieurs. Ce facteur de risque a un effet plus important si l'excès de poids est plus élevé ; il prédispose à d'autres facteurs de risque, par exemple l'hypertension artérielle, et il amplifie fortement l'effet des autres facteurs de risque. Quand il s'agit d'un enfant, le médecin prend en compte l'obésité de celui-ci non pas comme un facteur de risque immédiat pour sa santé mais comme un facteur de risque qui favorise l'obésité de l'adulte que cet enfant deviendra. Effectivement, le risque qu'un enfant gros devienne un adulte gros est globalement de 50 %. Autrement dit, l'excès de poids d'un enfant est un gros facteur de risque de l'obésité de l'adulte, laquelle est un facteur de risque de nombreuses maladies. Pour le médecin, l'enfant gros a donc un plus gros **risque de risque** de maladies.

Dans « Papillote expliquée aux enfants », on a choisi de ne pas parler de maladie. Ce choix est discutable et révisable. Mais on a gardé le mot « guérison ».

Pourquoi la marche plutôt que le sport ?

Dépenser davantage l'énergie

Les muscles, dont le muscle cardiaque, sont les seuls tissus sur lesquels on peut compter pour dépenser davantage d'énergie et donc réduire la masse grasse (réserve d'énergie) lorsque les apports d'énergie par l'alimentation sont simultanément contrôlés. La dépense d'énergie augmente quand les muscles se contractent plus souvent, plus longtemps ou plus fort. Ils se contractent involontairement, de façon réflexe, quand le corps est exposé au froid : c'est le frisson thermique, le grelottement qui produit de la chaleur et dépense donc de l'énergie. Mais il est si pénible qu'on ne propose pas de séjourner en tenue légère dans une chambre froide pour réduire un excès de poids. Pour dépenser davantage d'énergie, on doit donc faire appel à des contractions musculaires volontaires en choisissant entre le sport, la marche, les activités physiques ou le travail professionnel. De ce dernier, s'agissant d'enfants, il n'y a rien à dire puisqu'il est interdit.

Le sport n'est pas la panacée

Depuis plus de vingt ans, le sport est couramment présenté aux enfants gros comme incontournable pour réduire leur excès de poids : « Il faut faire du sport », « Tu n'as qu'à faire du sport ». Certains enfants ont effectivement guéri en suivant cette injonction. C'est remarquable mais rare : voir le témoignage de Monsieur G. Mais la proposition sportive à visée thérapeutique se révèle souvent inapplicable ou inefficace. L'organisation du sport n'est pas responsable de cet échec puisqu'on le constate pareillement dans d'autres pays. Voici quelques explications. Certaines sont liées au sport, d'autres à l'excès de poids.

Explications liées au sport

• **L'éducation physique et sportive (EPS) est abusivement confondue avec le sport.**

« Notre enfant fait du sport à l'école ». Erreur : il ne fait pas de sport, il apprend le sport. L'EPS initie, éveille, éduque au sport. Elle n'est pas une pratique sportive. De même, l'éducation musicale initie, éveille, éduque à la musique, mais elle n'est pas une pratique de la musique. Des parents attendent tellement que l'école fasse tout pour leur enfant qu'ils vivent dans l'illusion. Quand les enfants font du sport à l'école, c'est hors du temps scolaire, avec les associations sportives périscolaires.

• **Le sport implique souvent une recherche de performance, de victoire ou de record,** de façon immédiate lors d'une compétition ou différée lors de l'entraînement. Dépasser les autres ou se surpasser soi-même, objectif stimulant pour certains enfants, est insupportable à d'autres. Question de personnalité. Malgré des incitations répétées, les enfants, gros ou non, qui font du sport, sont minoritaires.

• **Le sport a des effets indésirables** à côté d'incontestables effets favorables. Devant les dérives constituées par le dopage et la violence sur les stades, des parents peuvent hésiter à pousser leur enfant vers une pratique sportive. La fréquence des blessures chez les athlètes, toujours douloureuses et parfois graves, pose question. Est-il raisonnable de pousser le corps au plus près de ses limites, au risque qu'il les dépasse et qu'il casse ?

• **La pratique du sport est compliquée.** Elle nécessite une organisation, un club, un terrain, un encadrement, un calendrier et un équipement. Géographiquement, les possibilités sont irrégulièrement réparties. Les horaires disponibles, en fin de journée scolaire, sont incommodes. Les transports entre le domicile et le terrain ou la salle peuvent poser problème.

• **Le sport n'est pas gratuit.**

• **Chez l'enfant, le sport n'est pas synonyme de dépense d'énergie élevée.** Une séquence sportive d'une heure n'entraîne pas obligatoirement une dépense d'énergie élevée pendant une heure. Cela dépend du sport et du niveau. Une heure de natation est une heure de dépense soutenue car les interruptions sont brèves. Mais dans de nombreux sports, les temps de préparation, d'équipement, d'explication, d'attente, de démonstration, d'organisation ou de rangement réduisent le temps où les muscles sont sollicités de façon intensive.

• **La pratique sportive est rarement quotidienne.** Avec le sport, la dépense d'énergie est irrégulière d'un jour à l'autre et d'une période de l'année à l'autre parce que le calendrier sportif découle du calendrier scolaire, lequel est bien tordu.

• **Dans certains sports, on mange.** Une habitude propre à certains sports consiste à manger quelque chose après l'effort. Cette compensation immédiate de l'énergie dépensée ne favorise pas la réduction d'un excès de poids. Mais la dynamique du groupe empêche l'enfant gros de se soustraire à ce rituel que justifient la convivialité et le plaisir, et non les besoins physiologiques.

Explications liées à l'excès de poids

• **La graisse en excès gêne le sportif.** Elle réduit l'amplitude des mouvements et la dextérité de l'enfant gros. Sa surcharge pondérale contrarie son équilibre. Sa vitesse de déplacement est limitée car il porte l'équivalent d'un sac. Ces handicaps nuisent à ses résultats et réduisent sa motivation.

• **L'enfant gros est pénalisé par rapport aux autres.** S'il aborde le sport pour guérir, donc tardivement, l'enfant gros peut être confronté à des enfants mieux entraînés. Comme il cumule les difficultés, il perd souvent, risque de se décourager et d'abandonner. Parfois même il est poussé vers la sortie par l'attitude des autres enfants, voire des adultes.

• **Les enfants peu performants peuvent être négligés** par manque de moyens humains dans les clubs sportifs, associations animées par des bénévoles.

- **La tenue vestimentaire du sportif expose le corps du gros aux regards** car elle est souvent légère. Ceci peut accentuer les moqueries et la souffrance. À l'âge du collège en particulier, la mise à nu des rondeurs, d'habitude soigneusement contenues, accroît le malaise de celui qui souffre de ne pas être comme les autres.

Au total, l'enfant gros qui veut faire du sport doit être un peu sadomasochiste ou tellement motivé qu'on se demande pourquoi il a tant attendu.

Et pourtant, on insiste

« Tu n'as qu'à faire du sport. » Bien que la proposition sportive n'ait pas guéri beaucoup d'enfants gros, cette incantation thérapeutique subsiste. Cette insistance est étonnante tant les raisons de cet échec sont nombreuses et évidentes. Elle a deux explications possibles.

- **Il est exceptionnel qu'un enfant qui a toujours fait et fait encore beaucoup de sport devienne trop gros.** Entre autres bénéfices, le sport contribue à prévenir un excès de poids. Il est tentant de proposer à l'enfant de faire maintenant, pour guérir, ce qui l'aurait antérieurement protégé. Mais on confondrait alors la prévention et le traitement, le passé et le présent. Le vaccin contre la grippe ne guérit pas le grippé.
- **« Tu n'as qu'à faire du sport » est une façon commode pour les parents de se défausser,** de botter en touche et de laisser seul face à son problème l'enfant gros qui veut se débarrasser de son excès de poids mais qui ne veut pas faire du sport. Le légitime refus de l'enfant devient pour les parents une excuse facile pour ne pas l'aider à guérir.

Attention ! La méthode Papillote ne prescrit pas le sport. Mais elle ne le proscrit pas. Quand il sera débarrassé de son excès de poids, quand il aura posé son sac, l'enfant guéri sera peut-être tenté par le sport s'il n'en a pas été dégoûté auparavant.

L'éloge de la marche

Plutôt que le sport, Papillote prescrit la marche **quotidienne**.

Ce choix résulte de l'expérience : pour guérir un enfant gros, la marche, ça marche. Cette efficacité s'explique facilement.

• **La marche quotidienne est efficace.** Elle augmente de façon significative la dépense d'énergie. Trente minutes par jour, 7 jours sur 7, c'est 3 heures et demie par semaine. À 4 km/h, cela fait 14 km chaque semaine ou la distance d'un marathon toutes les 3 semaines. En termes de bilan énergétique, 30 minutes de marche quotidienne équivalent à une journée de jeûne total tous les 20 jours.

• **La marche est une activité motrice simple.** Qu'on se souvienne ! L'âge et le lieu précis des premiers pas sont solidement inscrits dans la mémoire familiale. C'est dire combien la marche est essentielle pour le petit bipède. Il n'est pas nécessaire de l'inscrire dans un club pour qu'il apprenne à marcher, puis pour qu'il marche.

• **Marcher est bon marché.** Mieux ! Quand la marche assure un trajet jusque-là motorisé, elle est source d'économies.

• **Un enfant peut marcher presque n'importe où, presque n'importe quand,** sans préparation, ni transport, ni organisation. C'est l'énorme avantage de la marche. Pour se préparer à marcher, il faut et il suffit de mettre ses chaussures, éventuellement son manteau, ce qui prend une minute, en comptant large.

• **Un enfant peut donc marcher chaque jour.** Les situations familiales qui l'en empêcheraient sont rares. En théorie, on pourrait prescrire avec la même efficacité une demi-journée soit 3 heures et demie de marche par semaine. Mais ce n'est pas réalisable par un enfant très jeune, un enfant non entraîné ou celui qui porte un sac. Or, au risque de se répéter, l'enfant gros porte un sac.

Pour guérir d'un excès de poids, la régularité d'une dépense d'énergie quotidienne modérément augmentée – avec Papillote, par la marche – pourrait bien être déterminante.

• **Une marche de 30 minutes ne donne pas faim.** Une marche de 3 heures et demie consécutives donne faim et peut faire capoter la règle n° 2, **je ne mange que pendant les repas**.

• **La durée de 30 minutes est nécessaire et suffisante,** donc raisonnable. Moins de 30 minutes prolongerait trop la durée du traitement. Or, l'enfant se décourage si le résultat est trop lent. Plus de 30 minutes serait envisageable de temps en temps à condition que la fatigue et les courbatures de l'hypermarcheur d'un jour ne l'empêchent pas de marcher le lendemain. Cette dose de 30 minutes a été obtenue par tâtonnements.

• **Trente minutes égalent 2,08 % de 24 heures.** Restent 97,92 % pour faire autre chose. Si un enfant dort 10 heures et travaille 9 heures, ces 30 minutes de marche égalent 10 % du temps restant. Marcher 30 minutes chaque jour n'empêche pas de faire ses devoirs, de faire du sport ou de regarder la télévision.

• **Les parents aussi savent marcher!** Sauf handicap, ils peuvent accompagner leur enfant. Pour les enfants les plus jeunes, la question ne se pose pas : ils doivent être accompagnés. Si les parents sont deux, la contribution de chacun tombe à 30 minutes tous les deux jours ou à 15 minutes chaque jour. Les grands-parents peuvent s'inviter à cette marche thérapeutique et contribuer à la guérison. La convivialité n'est pas réservée au repas : marcher ensemble est convivial. Le Programme national nutrition-santé (PNNS) recommande à tout un chacun de faire au moins l'équivalent de 30 minutes de marche rapide par jour. Le parent qui marche 30 minutes chaque jour avec son enfant ne fait donc que suivre ce conseil, à ceci près que Papillote ne lui demande pas de marcher rapidement. Accompagner un enfant gros dans sa marche quotidienne est bon pour la santé… du parent.

• **Marcher 30 minutes chaque jour ne nécessite pas de planification complexe.** « Papillote expliquée aux enfants » donne des exemples pour intégrer cette séquence de marche thérapeutique à l'emploi du temps. Cette prescription a en effet un atout majeur : son adaptabilité. Selon l'enfant, la famille ou le jour, ces 30 minutes trouvent leur place le matin ou le soir. Elles peuvent

Papillote ne croit pas aux activités physiques

Conscients des insuffisances et des échecs de la proposition sportive, des thérapeutes conseillent souvent aux enfants gros de faire davantage d'activités physiques. Pour garantir l'efficacité de cette recommandation, il faudrait d'abord préciser le vocabulaire. En physiologie, l'activité physique, au singulier, s'oppose au repos. Augmenter l'activité physique signifie donc diminuer le repos. Mais que sont donc les activités physiques, au pluriel ? Cette expression exclut les activités intellectuelles, y compris les sports cérébraux comme le jeu d'échecs ou les mots croisés, et ceci à juste titre. Effectivement le travail cérébral, même intense (réflexion, calcul), ne dépense pas plus d'énergie que le sommeil.

Les activités physiques sont proches du sport. Ainsi, à l'université, la filière « éducation physique et sportive » a été rebaptisée « sciences et techniques des activités physiques et sportives ». Pour les adultes, les activités physiques désignent l'utilisation intensive non professionnelle des muscles dans un cadre de loisirs. Elles ont remplacé ce qu'on appelait auparavant la « culture physique », connotée passéiste et hygiéniste, les « activités de plein air », disparues quand les terrains sont devenus des salles, les « efforts physiques », trop fatigants, ou les « exercices physiques », pas assez ludiques. Les adultes citent volontiers, comme activités physiques, le vélo, surtout le VTT, le jogging et la marche, à condition qu'elle soit promenade, randonnée ou chasse (les trajets professionnels ne sont pas évoqués). Certains indiquent le jardinage, quelquefois le bricolage. Ils oublient la danse et évitent de mentionner la pêche.

Les thérapeutes qui recommandent aux enfants de faire davantage d'activités physiques sont plus à l'aise pour dénoncer des activités non physiques (télévision, console de jeux, ordinateur) que pour énumérer ces fameuses activités physiques. Ils citent souvent le vélo et le roller – Vous en croisez souvent des enfants en roller ? –, conseillent l'escalier plutôt que l'ascenseur et prolongent cette brève énumération par des points de suspension. Les parents ajoutent, selon l'âge de l'enfant : trottinette, planche à roulettes, ballon, raquettes ; piscine, square, jardin, cour, tas de sable, toboggan ; courir, sauter, lancer, grimper, danser ou simplement bouger. Les activités physiques sont donc des jeux et occupations le plus souvent d'extérieur, habituellement communes à plusieurs enfants. La récréation scolaire en est le cadre privilégié. En dehors de l'école, elles sont limitées par l'environnement, la météorologie, la nécessité d'une surveillance et la solitude.
À quoi pense-t-on quand on parle d'activités physiques quotidiennes, à la mi-janvier, pour un enfant de 8 ans qui habite le XIe arrondissement de Paris ou un village du Morvan ?
Pour augmenter efficacement la dépense d'énergie, les activités physiques supposeraient une intensité régulière, une programmation et une organisation comme celles d'un centre de loisirs, d'une colonie de vacances ou d'un internat spécialisé pour enfants gros.

La méthode Papillote prescrit la marche. Elle ne proscrit pas plus les activités physiques que le sport. Elles peuvent s'ajouter à la marche.
À l'enfant qui veut se guérir, Papillote, méthode thérapeutique, présente la marche comme un médicament indispensable.
Quand il sera guéri, il pourra suivre les recommandations du PNNS et faire « au moins l'équivalent d'une demi-heure de marche rapide par jour », par exemple des activités physiques ou du sport.

être fractionnées en 2, voire en 3 ou 4 si les trajets scolaires sont utilisés pour marcher. Fractionner davantage serait irréaliste.

• **Marcher 30 minutes est une prescription positive.** Papillote ne supprime ni même ne réduit le temps dédié à la télévision, aux jeux vidéo ou à l'ordinateur. Ces activités ne dépensent d'ailleurs ni plus ni moins d'énergie que la lecture, les leçons ou la rêverie. Les parents qui trouvent que leur enfant regarde trop la télévision sont confrontés à une question d'ordre éducatif, indépendante du poids de l'enfant.

L'objectif de Papillote est de guérir l'enfant trop gros, non de résoudre les contentieux éducatifs. On peut attendre que l'enfant soit guéri avant de s'attaquer à un usage excessif de la télévision. Vouloir régler deux problèmes à la fois peut conduire à n'en résoudre aucun.

L'enfant gros est-il responsable ou victime ?

Déséquilibre ou dérèglement de la balance énergétique

Un enfant devient gros quand sa balance énergétique est déséquilibrée. (Voir le chapitre « Comment un enfant devient-il trop gros ? » dans l'ouvrage du même auteur *Que faire ? Mon enfant est trop gros*, Odile Jacob, 2002.) Un très léger déséquilibre entre les apports et les dépenses énergétiques suffit à entraîner au fil des années un excès de poids important. Les enfants devenus gros sont accusés d'avoir trop mangé, alors que d'autres enfants ont mangé la même chose sans devenir gros, ou de ne pas avoir assez bougé, alors que d'autres enfants n'ont pas bougé davantage et ne sont pas devenus gros. Au lieu de se cristalliser sur l'un ou l'autre des plateaux de la balance énergétique, on devrait plutôt se demander pourquoi elle est déréglée chez un nombre croissant d'enfants alors qu'elle reste bien réglée (les apports s'adaptent spontanément aux dépenses) chez les autres.

La multitude des facteurs qui peuvent expliquer le déséquilibre ou le dérèglement de la balance énergétique à l'origine d'un excès de poids conduit à évoquer une origine « multifactorielle » ou « plurifactorielle », façon élégante de dire qu'on n'a pas d'explication précise.

Ce qu'en pensent les enfants et les parents

Cependant, quand on demande à un enfant s'il sait pourquoi il est gros, il répond en général :

- « Parce que je mange trop. »
- « Parce que je mange mal. »
- « Parce que je mange tout le temps. »

La faute à qui ?

Qui est responsable du déséquilibre ou du dérèglement qui touche l'enfant ?

- Lui, son père, sa mère, les trois ?
- La nourrice, la grand-mère ?
- Les copains, le médecin, l'école ?
- La société, la loi ?
- Les autres, personne, X ?
- Les gènes, un virus, la pollution, un toxique ?
- Les arômes, les colorants, les corticoïdes ?
- Les mains, la bouche, le cerveau, les glandes, les hormones ?
- Le rebond adipeux, la puberté ?
- La vie intra-utérine, l'allaitement, le sevrage, les farines ?
- Une séparation, un deuil, un déménagement ?
- Une opération, un accident, un traumatisme, un divorce, un décès ?
- Les fêtes, les vacances, un voyage ?
- Le sucre, les frites, le coca, les bonbons, le pain, les gâteaux ?
- Kinder, Nutella, Kellog's, Haribo ?
- Les cacahuètes, les chips, la cochonnaille, les cochonneries ?
- Les féculents, les glucides rapides, les sucres lents, les lipides ?
- Les édulcorants, les allégés, les régimes ?
- La variété, la monotonie, le déséquilibre ?
- Les habitudes, la nouveauté ?
- Le frigo, les distributeurs, le Mac-Do ?
- Le petit déjeuner, la collation à l'école, le restaurant scolaire ?
- L'apéritif, les grignotages, les anniversaires ?
- Les multinationales, la mondialisation ?

• Les petits commerçants, les hypermarchés ?
• La presse, la publicité, les promotions, la carte de fidélité ?
• La banquette, la télévision, la zapette, les jeux vidéo ?
• L'automobile, le ramassage scolaire ?
• La ville, la campagne, la banlieue ?
• La richesse, la pauvreté, l'excès, le manque ?
• Le travail, le chômage ?
• La solitude, l'individualisme, la convivialité ?
• L'angoisse, la dépression, l'envie, la boulimie, les compulsions ?
• Le laxisme, la sévérité, la violence, l'indifférence ?
• La liberté, les contraintes ?
• Le hasard, la malchance, la prédestination ?
• L'évolution, le passé, l'Histoire ?
• Une vilaine fée, un mauvais esprit, Dieu, le diable ?
• Tout ça, rien de tout ça, n'importe quoi, son contraire ?

Pour chacun de ces items, dont certains sont opposés (richesse et pauvreté, laxisme et sévérité, monotonie et variété, habitude et nouveauté), on trouve des arguments pour expliquer son rôle dans la survenue d'un excès de poids.

Il est persuadé que son excès de poids vient de ce qu'il mange – sa consommation alimentaire – ou de sa façon de manger – son comportement alimentaire. Comme c'est lui qui mange, il se sent responsable et, comme il entend dire partout que ce n'est pas bien d'être gros, il se juge coupable. Ses parents renchérissent volontiers sur le rôle nuisible de son alimentation et ajoutent parfois l'effet nocif de la sédentarité. Autrement dit, les parents, comme l'enfant, gardent les yeux fixés sur les plateaux de la balance énergétique, tantôt celui des apports, tantôt celui des dépenses.

Quelquefois cependant, constatant avec justesse que leur enfant ne mange ni ne bouge différemment des autres, ils se risquent à évoquer un dérèglement de cette balance et évoquent alors l'hérédité, les glandes endocrines et leurs hormones, souvent un facteur déclenchant. Ils n'osent pas envisager, du moins pour l'instant, le rôle éventuel d'un microbe, d'un toxique dans l'air ou d'un contaminant dans les emballages alimentaires.

Génétique et hormones

Très rarement une obésité sévère est liée à une maladie génétique qui se manifeste simultanément par d'autres symptômes. Le coupable est un gène, la guérison difficile. Beaucoup plus fréquemment, il existe seulement une prédisposition génétique, comme pour le diabète ou l'hypertension artérielle. Le risque qu'un enfant devienne gros augmente quand un des parents est gros et plus encore quand les deux le sont. Si des méchants affirment que cet enfant a surtout hérité du bon coup de fourchette et de la sédentarité parentaux qui ont déséquilibré la balance énergétique, on leur apprendra que le risque est également accru si l'enfant est élevé par des parents adoptifs minces. Certains gènes favoriseraient le dérèglement de la balance énergétique à l'origine de son déséquilibre.

Toutefois, la prédisposition génétique ne modifie pas le traitement, lequel, faute de pouvoir réparer ce dérèglement, s'efforce de créer un déséquilibre inverse de la balance énergétique. Cette prédisposition n'a donc pas besoin d'être reconnue. Il est inutile de dresser un arbre généalogique pour décompter les ascendants gros. Cette prédisposition génétique a un inconvénient : elle peut favoriser les rechutes. Elle a en revanche un avantage : le parent gros, qui sait mieux qu'un autre ce que son enfant endure, peut l'aider davantage.

Les glandes endocrines et leurs hormones peuvent être responsables d'un excès de poids modéré chez un enfant qui ne grandit pas très vite. Des dosages sanguins ou urinaires confirment le diagnostic. Ces maladies endocriniennes sont rares.

Faut-il rechercher un événement déclenchant ?

Les parents disent souvent : « Il a commencé à grossir au moment où… » Ils évoquent alors une reprise d'emploi, un déménagement, un deuil, une séparation, une naissance ou un changement d'école. S'ils sont responsables de l'événement, ils peuvent se juger en partie coupables de la prise de poids de leur enfant. Une telle analyse est abusivement simplificatrice.

- **Un événement peut agir par ses conséquences durables.** Quand l'événement incriminé a été subi (naissance, deuil, déménagement), les parents peuvent penser que celui-ci a eu un effet traumatisant qui a brusquement perturbé la physiologie ou la psychologie de l'enfant. Mais un événement de ce type a souvent entraîné un changement durable de l'environnement, du rythme de vie ou de l'attitude éducative, lesquels influent sur le comportement de l'enfant, donc sur ses apports ou sa dépense énergétiques. Une naissance modifie la disponibilité parentale, une séparation bouleverse l'organisation de la vie domestique, un déménagement à la campagne change le rapport de la famille à l'automobile. Comment séparer, dans la responsabilité de la prise de poids, l'événement lui-même de ses conséquences durables comportementales et environnementales ?
- **La coïncidence de deux événements ne garantit pas qu'ils soient liés.** Il y a beaucoup d'événements

dans la vie d'un enfant. La coïncidence de l'un d'eux avec le début de sa prise de poids peut être due au hasard. D'ailleurs, si on veut à tout prix un facteur déclenchant, on en trouvera toujours un ou plusieurs suspects dans la relecture des mois qui ont précédé le début de la prise de poids : une chute, un changement d'instituteur, une maladie temporaire ou un événement familial.

• **La responsabilité de l'événement accusé est indémontrable.** Tous les enfants de parents séparés, tous ceux qui ont déménagé et tous ceux qui ont perdu leur grand-père ne deviennent pas gros. Pour apporter une preuve, il faudrait remonter le temps puis le redescendre en évitant la séparation, le déménagement ou la mort du grand-père.

• **L'identification d'un facteur déclenchant est inutile.** Elle ne serait utile que si sa correction était possible. Il est difficile d'annuler une séparation, de revenir sur une naissance ou de ressusciter un grand-père.

• **La reconstruction des courbes de corpulence a donc peu d'intérêt.** Lorsqu'un enfant est gros, la reconstruction de ces courbes depuis la naissance permet de repérer à quelle date l'excès de poids a commencé à se manifester. Cette recherche est une perte de temps puisque le traitement à venir n'en sera pas modifié. Elle est également inutilement culpabilisante puisque les parents apprennent ainsi à quel moment de la vie de l'enfant ils n'ont pas réagi comme il aurait fallu.

L'enfant gros est victime d'un phénomène de société

• **La recherche d'une cause individuelle se heurte à l'épidémiologie.** Le phénomène est collectif, les enfants gros sont de plus en plus nombreux. Leur masse grasse est une production indésirable de la société moderne. Celle-ci en est donc responsable. Comme elle se construit démocratiquement, tous les adultes ont leur part de responsabilité dans ses réussites et dans ses échecs. Les enfants, eux, n'en ont aucune mais ils sont bénéficiaires ou victimes des choix de cette société.

• **Ce point de vue (enfant gros = victime) est actuellement mieux partagé.** Il y a quelques années, il était marginal. Quand ils étaient peu nombreux, les enfants gros étaient considérés comme individuellement responsables de leur état, surtout par les parents des autres. Mais plus les enfants gros sont nombreux, plus ils sont perçus comme collectivement victimes. L'extension du phénomène au milieu socioculturel qui dicte le discours éducatif et sanitaire standard peut expliquer cette évolution du jugement collectif. Les récents débats sur la collation en maternelle, les distributeurs au collège ou la publicité alimentaire dans les émissions télévisées enfantines illustrent cette recherche d'autres responsables que les enfants eux-mêmes. Pour l'heure, ces débats sont limités aux prises alimentaires additionnelles que l'on appelle des grignotages. On évite ainsi d'engager une réflexion approfondie qui risquerait de conclure que la prolifération des enfants gros est une conséquence indésirable du progrès, de la croissance et de la richesse collective.

• **Les choix de société déjouent la prévention de l'obésité.** Pour limiter les effets indésirables d'un phénomène, on peut réduire celui-ci ou chercher des moyens détournés pour prévenir ces effets sans remettre le phénomène en cause. Peu de voix réclament qu'on diminue le progrès, la croissance ou la richesse collective. Quant aux mesures préventives d'ordre éducatif ou réglementaire, elles sont pour l'heure peu efficaces.

• **La conscience d'une responsabilité de la société présente un risque,** celui que l'enfant gros et ses parents se satisfassent du statut de victimes sans chercher de solution. Or, sa guérison n'est *a priori* **jamais impossible**. À un enfant qui se jugerait coupable d'être gros, on peut répondre qu'il est plutôt victime des choix de la société dans laquelle il vit mais qu'il est responsable, avec ses parents, de se traiter pour se guérir malgré cette société qui, dans le même temps, fera d'autres victimes. S'il reproche à celle-ci de gêner sa guérison, on peut lui rappeler que, parallèlement, il doit à cette société riche des avantages qu'on peut lui énumérer. Les pays où il y a peu d'enfants gros ne sont pas toujours les pays où les enfants sont le plus heureux.

On peut esquisser une analogie avec l'allergie. Elle progresse dans les pays riches ; elle est pareillement favorisée par une prédisposition génétique ; sa prévention est difficile ; l'allergique peut également se considérer comme victime et néanmoins se soigner.

La responsabilité de l'enfant est limitée

L'enfant gros est un enfant. Il n'est pas coupable d'être gros. Il n'est pas responsable du passé. Mais il est coresponsable, avec ses parents, de son avenir. « Papillote expliquée aux enfants » engage l'enfant trop gros à assumer cette responsabilité. Mais son implication dans le choix, la conduite et la réussite du traitement est limitée. Elle est plus grande quand il est plus âgé alors que, simultanément, la responsabilité de ses parents diminue. Les parents d'un enfant de 3 ans acceptent facilement qu'on leur dise : « Vous êtes totalement responsable de ce qu'il faut faire pour qu'il guérisse. » Ceux d'un préadolescent de 12 ans sont parfois moins lucides, oubliant qu'il est encore un gamin, très dépendant, même s'il pèse 90 kg. « Que voulez-vous, il manque de volonté ! » Façon facile de se décharger de leur responsabilité de parents. Un enfant va bien à l'école même s'il manque de volonté. Les parents d'un enfant asthmatique, allergique, diabétique, épileptique ou handicapé se mettent au service de leur enfant pour le soigner. Les parents d'un enfant gros sont invités à faire de même. Ils sont responsables de sa guérison.

Le traitement aurait pu être plus précoce

On peut s'étonner qu'un enfant très gros depuis longtemps n'ait pas été soigné plus tôt. Avant d'avoir 20 kg de trop, un enfant en a forcément eu 10 de trop. Les parents peuvent se juger coupables de ce retard. Ils en sont effectivement responsables. Mais beaucoup peuvent plaider les circonstances atténuantes.

• **L'enfant ne se plaignait pas.** L'absence de plainte, d'inquiétude, de crise ou de perturbation familiale a favorisé leur négligence et retardé leur décision d'intervenir.

• **Ils se sont heurtés à l'opposition de leur enfant** chaque fois qu'ils lui ont parlé de son poids. Or sa motivation, quand il est autonome – c'est-à-dire qu'il est capable de manger quand il en a envie et de refuser de marcher quand on le lui demande –, est essentielle pour la réussite du traitement. Cette excuse, l'absence de motivation, n'est cependant pas recevable quand l'enfant est très jeune, qu'il n'est pas autonome et qu'on peut donc lui imposer des règles. Dans ce cas, la persistance de l'excès de poids ne pourrait résulter que d'une négligence ou d'une insuffisance de l'autorité parentale.

• **Ils ont fait confiance à leur médecin** quand il leur a dit : « Ça s'arrangera tout seul avec la croissance. » Il a perdu. Eux aussi.

• **Ils ont surveillé le poids.** Ils ont suivi le conseil de leur médecin qui a écrit régulièrement dans le carnet de santé « Poids à surveiller ».

Cette surveillance n'a pas empêché le poids d'augmenter.

• **Ils ont suivi tous les conseils qu'ils ont glanés.** Ils ont essayé de faire quelque chose, de faire attention, de faire faire à l'enfant davantage d'activités physiques, de manger équilibré, d'éviter les plats en sauce ou de supprimer les bonbons et les sodas. Mais il leur a manqué une vraie méthode. L'échec les a découragés.

• **Ils ont repoussé le début du traitement** à la rentrée, puis après les fêtes, puis au printemps, puis après les vacances, puis à la rentrée... en espérant une période plus propice.

• **Ils ont estimé que la prédisposition génétique était fatale.** Gros eux-mêmes, ils ont cru que leur enfant resterait gros quoi qu'ils fassent.

• **Ils ont cru identifier une cause précise** à l'origine de la prise de poids de l'enfant. Ne pouvant agir sur cette cause, ils ont conclu qu'il resterait inévitablement gros.

• **Ils ont perçu par avance qu'il leur serait difficile d'aider leur enfant à guérir.** Étouffés par des difficultés conjugales, familiales, professionnelles ou économiques, ils ont craint de solliciter un traitement dont ils pressentaient qu'il serait long et difficile, ponctué de symptômes (faim), de plaintes (envie) et de crises (colère) qu'ils ne pourraient pas maîtriser.

• **Ils ne se sont pas rendu compte que leur enfant grossissait de façon excessive** jusqu'à ce que quelqu'un le leur révèle. C'est rare mais authentique.

Compte tenu des circonstances atténuantes, les parents jugés coupables de retard à la mise en route du traitement sont condamnés à un TIP, travail d'intérêt particulier : aider leur enfant à guérir.

Est-il facile de faire Papillote ?

Non, mais c'est simple.

Guérir d'un excès de poids n'est jamais facile

C'est facile à comprendre ! S'il existait une méthode facile pour ne plus être gros, ça se saurait ! Comme les gros ne souhaitent pas le rester, ils appliqueraient facilement cette méthode dite facile et il n'y aurait plus de gros. Quand un magazine ou un livre propose une méthode pour maigrir, l'épithète « facile » est alléchante mais mensongère.

Certains disent pourtant que c'est facile

Des gens prétendent qu'il est facile de ne plus être gros. Ou bien ils n'ont jamais été trop gros, ou bien ils l'ont été et ils ont guéri.

Ils n'ont jamais été trop gros

« Je ne suis pas gros, regardez-moi, faites comme moi. » Le témoignage de celui qui se vante ainsi devant un gros est doublement sans valeur.

- Il confond prévention et traitement.
- Il ne prouve nullement que ce qu'il fait soit nécessaire pour être mince. S'il ne faisait rien, pourquoi deviendrait-il trop gros ?

Depuis que l'*homo* est *sapiens*, 100 milliards d'hommes et de femmes ont vécu sur la Terre. La plupart n'ont rien fait pour ne pas grossir, n'y ont même jamais pensé et n'ont pas grossi exagérément !

Actuellement encore, la majorité des gens ne font rien pour ne pas grossir et ne grossissent pas. À celui qui s'obligerait à courir sans plaisir pour ne pas devenir trop gros, on peut faire remarquer, gentiment, que beaucoup de gens ne courent jamais et ne sont pas gros pour autant.

Ils ont été gros et ils ont maigri

Leurs témoignages sont alors doublement utiles.

- **D'abord** ils confirment qu'un gros peut maigrir. On l'oublie souvent car les gros qui ont maigri ne sont plus repérables alors que ceux qui ne maigrissent pas restent bien visibles.
- **Ensuite**, l'ex-gros peut donner son appréciation sur la facilité ou la difficulté de la méthode utilisée, sans toutefois l'universaliser. Il peut dire « J'ai trouvé que c'était facile » et non pas « C'est facile ». En effet, les appréciations « facile » ou « difficile » qui qualifient tantôt la mise en œuvre d'une méthode thérapeutique, tantôt sa tolérance, dépendent des personnes et des situations.
- **La mise en œuvre** peut sembler facile quand l'enfant n'a pas de fratrie, que l'un des parents est toujours présent à la maison, que tous les repas sont pris à domicile, que les parents s'accordent sur les objectifs et la méthode, et qu'ils marchent à pied parce qu'ils n'ont pas d'auto. Elle apparaît difficile quand l'enfant a une ostéochondrite du genou qui limite son périmètre de marche, qu'il a des frères et sœurs d'âges très différents, qu'il est en garde alternée ou que l'un des parents ne veut pas l'aider.
- **La tolérance à la méthode** dépend de la personnalité de l'enfant. Un enfant fier de ses succès, actif, imaginatif et prêt aux changements, jugera facile, au sens de tolérable, la méthode qu'un enfant modeste, douillet, passif et immobiliste estimera difficile.

C'est moins difficile pour un enfant que pour un adulte

Les adultes qui ont vainement essayé savent bien qu'il est difficile de guérir d'un excès de poids. Devant un enfant gros, ils risquent de baisser les bras, consciemment ou non, décidant a priori que l'enfant ne peut pas réussir là où eux-mêmes ont échoué. Ils peuvent se tromper.

- **Les motivations d'un enfant sont souvent plus solides.** L'angoisse du ridicule en primaire, l'appréhension obsessionnelle d'être différent des autres au collège et le désir de séduire à l'adolescence sont des sources de motivation tenaces qui s'atténuent à l'âge l'adulte.

• **L'adulte, gros depuis longtemps, oublie qu'il peut guérir.** Il aménage sa vie en fonction de son poids. Quand un handicap est ancien, des adaptations physiologiques et comportementales en limitent les conséquences. L'adulte gros depuis longtemps a organisé sa vie de façon que son excès de poids ne soit pas un handicap insupportable. Il n'imagine même plus les bénéfices de la guérison.

• **L'enfant peut mincir sans perdre du poids.** Pour guérir, l'adulte gros doit maigrir c'est-à-dire perdre du poids. L'enfant a un atout : il grandit. À moins d'avoir achevé sa croissance ou d'avoir des dizaines de kilos en trop, il n'est pas nécessaire qu'il maigrisse – qu'il perde du poids – pour guérir. Il suffit qu'il s'allonge sans prendre de poids. Or, en termes de bilan énergétique, il est mathématiquement plus facile de ne pas grossir que de maigrir.

• **Les chances de guérison de l'enfant sont plus grandes.** Plus un gros a expérimenté sans succès un grand nombre de méthodes amaigrissantes, plus la probabilité qu'il réussisse avec la suivante est mince. L'enfant est néophyte en la matière.

• **L'enfant a le droit d'être aidé.** Souvent l'adulte n'ose pas ou ne peut pas demander l'aide qui favoriserait sa guérison. On estime souvent à tort qu'un adulte puisse et doive se débrouiller seul. « Il n'a qu'à faire attention... » Par contre, les parents ont le devoir de soigner leur enfant.

Faire Papillote n'est pas facile, mais c'est simple

• **Papillote n'est pas plus facile à mettre en œuvre** qu'une autre méthode. Certes, il n'y a pas de plats spéciaux à préparer, d'habitudes culinaires à changer ni de club sportif à trouver. Mais il faut organiser la marche quotidienne, servir les repas à l'assiette et anticiper les situations inhabituelles. Plus l'enfant est jeune, plus les difficultés de cette mise en œuvre échoient aux parents.

• **Papillote est une méthode bien tolérée** de l'avis même des enfants guéris, du moins pour les règles alimentaires n° 2, **je ne mange que pendant les repas**, et n° 3, **je ne me ressers pas**. Il n'y a pas d'interdiction. Le coca, aussi sacré que sucré, est possible : il devient dessert. Le fast-food est aussi fréquentable que les autres restaurants : on y prend un repas. L'enfant n'est jamais obligé de manger ce qu'il déteste. Il peut manger ce qu'il aime... au prochain repas. Selon les enfants guéris, la règle n° 1, **je marche 30 minutes chaque jour**, est la plus difficile (voir les témoignages de Noémie, de Laurent, de Frédéric, de Madame D. et de Madame M.).

• **Papillote est simple.** L'énoncé complet de la méthode **(je marche 30 minutes chaque jour; je ne mange que pendant les repas, moments où je suis assis, pas tout seul, devant une table, avec des couverts; je ne me ressers pas)** utilise 32 mots usuels. Le mot repas est expliqué dans l'énoncé. Quatre autres mots (mange, moments, couverts et ressers) sont commentés dans « Papillote expliquée aux enfants ». L'énoncé a la longueur d'une comptine. Il est compréhensible et mémorisable en grande section de maternelle comme en terminale.

• **Papillote ne nécessite aucune connaissance scientifique** sur les aliments ou les nutriments : pas de liste d'aliments à éviter ou à imposer, pas de table de composition à étudier, pas de quantités à connaître, pas d'équivalences à retenir et pas de produits particuliers à acheter.

• **Papillote est économique.** Il n'est pas demandé que l'enfant mange des aliments plus coûteux. Le matériel nécessaire est réduit : un pèse-personne de précision de 100 grammes (on en trouve à 50 euros), un double mètre de bricoleur, une équerre ou un grand livre, un crayon et un carnet. Papillote n'aggrave pas le déficit de la Sécurité sociale.

• **Papillote est une méthode simple mais non simpliste, ni simplette.** Elle est structurée et étayée. Elle est le point de convergence d'une solide expérience clinique et d'une réflexion scientifique en bioénergétique et en psychophysiologie dont la confrontation a permis cette simplification.

Peut-on faire Papillote avec des exceptions ?

Aucune exception n'est prévue

Règle n° 1

Je marche 30 minutes chaque jour. Exception : aucune. Autrement dit : je ne me couche pas le soir avant d'avoir marché 30 minutes. Après le dîner, c'est encore possible. Une seule situation empêche de respecter la règle : la maladie ou l'accident qui oblige à garder le lit ou le fauteuil. Ce n'est pas une exception, c'est une impossibilité. Papillote n'est pas applicable en l'état par un enfant porteur d'un handicap qui restreint la marche.

Règle n° 2

Je ne mange que pendant les repas, moments où je suis assis, pas tout seul, devant une table, avec des couverts. Exception : aucune. Autrement dit : je ne mange jamais seul, jamais debout ni couché, jamais dans une voiture, jamais pendant la récréation. Autre formulation : pour manger, j'attends le prochain moment où je serai assis, pas tout seul, devant une table, avec des couverts.

Règle n° 3

Je ne me ressers pas. Exception : aucune. Autrement dit : même des carottes, je n'en reprends pas.

Pourquoi cette rigueur ?

- **L'absence d'exception rend l'énoncé plus simple** et facilite sa compréhension.
- **L'exception réduit l'efficacité.** Chaque jour d'exception est un jour perdu, voire un recul sur le chemin de la guérison. Pourquoi le traitement de l'excès de poids devrait-il être suspendu certains jours ?
- **Une éventuelle liste fermée d'exceptions devrait être personnalisée.** Une liste fermée comme

[bijou, caillou, chou, genou, hibou, joujou et pou] est apprise par cœur, elle fait partie de la règle. On pourrait envisager une telle liste fermée d'exceptions aux règles de Papillote.

Exemple : la règle n° 1, **je marche 30 minutes chaque jour,** saute quand il a neigé ; la règle n° 2, **je ne mange que pendant les repas,** ne concerne pas les fruits, ni Noël ni les anniversaires ; la règle n° 3, **je ne me ressers pas,** est supprimée quand on est invité. Mais une telle énumération devrait alors être personnalisée et négociée avec l'enfant. Papillote ne peut pas proposer une liste valable pour tous.

• **Une ouverture illimitée vers des exceptions serait inopérante.** Une liste ouverte d'exceptions (prolongée de points de suspension), associée aux règles de Papillote, serait inefficace. À l'extrême, on terminerait ainsi l'énoncé de chaque règle, comme le font parfois certaines méthodes diététiques rigoureuses : « Mais il faut savoir faire preuve de souplesse dans certaines occasions pour privilégier le plaisir ou la convivialité à condition que ça reste exceptionnel. » Autrement dit : « Quand tu veux, fais ce que tu veux. »

• **L'exception n'est pas éducative.** Qui décrète l'exception ? Ce sont souvent les parents, quand ils jugent qu'une situation, exceptionnelle, rend la règle trop pénible à appliquer ou quand ils n'ont pas envie, exceptionnellement, d'aider leur enfant à l'appliquer. Mais si les parents suspendent la règle quand ça les arrange, l'enfant peut en faire autant quand ça l'arrange. Il y a pire : comment l'enfant peut-il comprendre que ses parents **créent** des situations qui leur font décréter l'état d'exception ? Ainsi, la règle n° 2, **je ne mange que pendant les repas,** devient **je ne mange que pendant les repas sauf quand mes parents organisent l'apéritif,** autrement dit quand ils creusent un gros piège. Un autre jour, l'enfant peut alors se proposer de prendre l'apéritif, à sa façon, sans qu'on puisse lui reprocher ce grignotage.

Dans ces conditions, le reproche majeur qu'on peut adresser à l'école qui propose une collation à 10 h ou un goûter d'anniversaire dans l'après-midi n'est pas d'ordre nutritionnel mais pédagogique : l'instance éducative crée une situation de grignotage, ce qu'elle critique quand c'est l'enfant qui la crée. « Il ne faut pas manger entre les repas sauf quand c'est l'instituteur qui le propose » n'est pas une recommandation raisonnable. Pour justifier leurs exceptions, les adultes les baptisent parfois dérogations. Mais l'enfant gros est gros, pas idiot.

• **L'absence d'exceptions atteste que l'enfant est aidé.** Quand les parents vigilants anticipent les situations difficiles pour ne pas créer d'exception, ils rappellent efficacement à leur enfant qu'ils ont promis de l'aider à se guérir. Ainsi, à Noël, la bûche est délicieuse et néanmoins servie à l'assiette, le sapin contient d'autres cadeaux que des friandises et tout le monde marche 30 minutes. Voir le cercle vertueux, p. 41, dans le chapitre « Qui va t'aider ? ».

La transgression est inévitable

Papillote ne propose pas d'exception mais la transgression – passer par-dessus la règle – est inévitable. La règle n° 3, **je ne me ressers pas**, est la mieux respectée puisqu'elle dépend surtout de la personne, souvent la mère, qui prépare et sert le repas. La règle n° 1, **je marche 30 minutes chaque jour,** est plus souvent transgressée : l'enfant n'a pas le temps – comprendre « envie » – de marcher ou bien les parents n'ont pas le temps – comprendre aussi « envie » – de l'accompagner. La règle n° 2, **je ne mange que pendant les repas,** qui dépend surtout de l'enfant, est la plus sujette à transgression. Chacune des transgressions ne justifie pas un conflit familial. La petite réunion hebdomadaire après la pesée permet de repérer celles de la semaine écoulée, de chercher comment elles auraient pu être évitées et d'anticiper sur les difficultés prévisibles de la semaine suivante.

Faut-il qu'un enfant trop gros maigrisse pour guérir ?

Ce n'est pas absolument nécessaire

Cela dépend d'abord de sa croissance à venir. Si l'enfant gros est très jeune, sa croissance à venir est importante. Le maintien de son poids initial, sans grossir, est suffisant. À poids constant, l'enfant mincira en s'allongeant. Les abaques présentés dans l'annexe 2, p. 221 et 222, permettent de prévoir sa croissance à venir et donc de savoir à quel âge il ne sera plus gros s'il garde le même poids. Par contre, si l'enfant gros est en fin de croissance, il devra maigrir pour guérir.

Entre les deux, donc chez le préadolescent, tout dépend de l'ampleur de l'excès de poids. Un enfant de 12 ans et de 100 kg doit maigrir pour guérir à moins que l'on puisse espérer qu'il mesure 2 mètres à l'âge adulte, c'est-à-dire la taille qui permet de peser 100 kilos sans être trop gros. Un enfant de 12 ans et de 81 kilos peut guérir sans maigrir si sa courbe de taille et la taille de ses parents laissent présager qu'il atteindra une taille de 1,80 m.

Puisqu'il n'est pas toujours nécessaire qu'un enfant gros maigrisse pour qu'il guérisse, le mot « maigrir » ne figure pas dans « Papillote expliquée aux enfants ». On a préféré les expressions telles que « guérir d'un excès de poids » ou « ne plus être trop gros ».

La durée de traitement n'est pas prévisible avec exactitude

En suivant sans exception les règles n°s 1, 2 et 3 de Papillote, l'enfant gros guérit. C'est promis. Mais la durée du traitement et la date de la guérison ne sont pas prévisibles. L'exemple ci-contre permet de comprendre pourquoi.

Des durées de traitement variables

Tom et Jo ont le même âge, 10 ans et demi, la même taille, 151 cm, et le même poids, 59 kg.

Le poids limite des garçons de 10 ans et demi qui mesurent 151 cm est de 46,9 kg. Ils ont donc l'un et l'autre 12,1 kg en trop. En prolongeant leurs courbes de taille dans leurs carnets de santé, on prévoit qu'ils mesureront :

154 cm à 11 ans (le poids limite sera alors : 50,1 kg)
157 cm à 11 ans et 6 mois (le poids limite sera alors : 53,3 kg)
160 cm à 12 ans (le poids limite sera alors : 56,7 kg)
162 cm à 12 ans et 3 mois (le poids limite sera alors : 59,1 kg)
164 cm à 12 ans et 6 mois (le poids limite sera alors : 60,8 kg)

Ils choisissent, l'un et l'autre, de suivre la méthode Papillote.
Le poids de Tom se stabilise à 59 kg. Il sera guéri vers 12 ans et 3 mois car il mesurera alors 162 cm. Son traitement aura duré 21 mois.

Jo maigrit de 0,5 kg par mois. Il sera guéri vers 11 ans et 6 mois. Il mesurera alors 157 cm et pèsera 53 kg. Son traitement n'aura duré que 12 mois.

Pourquoi certains enfants guérissent-ils plus vite que d'autres ?

Dans l'exemple de Tom et Jo, Jo maigrit et grandit. Il guérit plus vite que Tom qui grandit à poids constant. La différence de résultats (stabilisation ou diminution du poids) entre ces deux enfants de corpulence et de croissance staturale identiques, qui bénéficient du même traitement, a deux explications possibles : leurs courbes de poids avant le traitement n'étaient pas identiques ; le traitement n'a pas modifié de façon identique leurs bilans énergétiques.

La courbe de poids antérieure au traitement

Si l'excès de poids d'un enfant allait en s'aggravant avant de commencer à faire Papillote, on s'attend plutôt à ce que l'application des règles de Papillote stabilise son poids. Si son excès de poids était stable, on s'attend plutôt à ce que Papillote le fasse maigrir. Ainsi Tom avait peut-être beaucoup grossi dans les mois qui ont précédé le traitement alors que l'excès de poids de Jo était stable depuis longtemps.

L'évolution du bilan énergétique due au traitement

Le bilan énergétique est la différence entre les apports énergétiques et la dépense énergétique.

- Tantôt l'application des règles de Papillote ne réduit que modérément le bilan énergétique. Avant de faire Papillote, une ou deux des trois règles étaient déjà à peu près suivies. En ajoutant la troisième, le bilan énergétique devient légèrement négatif. La guérison est lente. C'est peut-être le cas de Tom.
- Tantôt l'application des règles de Papillote réduit beaucoup le bilan énergétique. Avant de faire Papillote, l'enfant ne marchait jamais, grignotait tout le temps et se resservait souvent. Avec Papillote, le nouveau bilan énergétique devient très négatif. La guérison est rapide. C'est peut-être le cas de Jo.

Peut-on assouplir Papillote en fonction de l'évolution ?

Quand l'enfant maigrit alors que le maintien d'un poids stable aurait été suffisant puisque l'enfant grandit, on pourrait être tenté d'alléger le traitement.

Toutefois :

- en maigrissant, il guérit plus vite. Or, il n'a aucun intérêt à faire durer le traitement ;
- cet amaigrissement n'a pas de conséquence indésirable ;
- pour chercher à stabiliser à tout prix le poids, il faudrait aménager constamment les règles, les assouplir quand l'enfant maigrit et les durcir quand il reprend du poids. C'est trop compliqué. On risque d'échouer.

Quelle est la durée habituelle du traitement ?

Le suivi proposé au chapitre « Tu acceptes Papillote » de « Papillote expliquée aux enfants », à savoir une pesée hebdomadaire et une mesure de la taille tous les deux mois, permet de calculer régulièrement l'excès de poids restant pour apprécier le chemin déjà parcouru et celui qui reste à parcourir. L'enfant qui avait 16 kg de trop et qui n'en a plus que 8 en trop sait qu'il a fait la moitié du chemin vers la guérison. En moyenne, les adolescents et les préadolescents qui ont fait Papillote avec soin et rigueur ont guéri en autant de mois qu'ils avaient de kilos en trop. En gros (!) : 13 kg de trop, 13 mois de traitement pour arriver à 0 kg en trop. Pour les enfants plus jeunes, il faut plutôt compter sur 500 g par mois : un excès de poids de 8 kg guérit en 16 mois environ.

Pourquoi dire que Papillote est comportementale ?

Consommation et comportement alimentaires

Le mot « alimentation » peut désigner l'action, la manière de s'alimenter, c'est-à-dire le comportement alimentaire. Il peut aussi désigner l'ensemble des aliments consommés, c'est-à-dire la consommation alimentaire.

Des concepts différents…

Parler de comportement alimentaire, c'est s'intéresser à la question : « Comment mange-t-on ? » Des expressions telles que « prise alimentaire », « rythme alimentaire », « préférences alimentaires » ou « choix alimentaires » concernent le comportement. La consommation, c'est « ce qu'on mange », résultat du comportement. Apport alimentaire, ration alimentaire, besoins alimentaires, régime alimentaire, sécurité alimentaire, équilibre alimentaire ou aide alimentaire renvoient à la consommation.

…parfois confondus

Des formules anciennes (hygiène alimentaire) ou récentes (habitudes alimentaires, éducation alimentaire ou guide alimentaire) sont équivoques. S'agit-il de comportement, de consommation ou des deux ? Cette ambiguïté brouille le discours d'autant que le comportement influe sur la consommation. Grignotage, distributeur ou restauration rapide caractérisent des habitudes de comportement alimentaire. Barre chocolatée, boisson sucrée ou hamburger-frites sont des éléments de consommation alimentaire. Le jugement porté sur un comportement (le grignotage) retentit sur l'aliment (la barre chocolatée) que l'on relie à ce comportement. Le même bonbon (consommation) est, en termes de comportement, une cochonnerie dans le distributeur du collège ou une friandise dans l'arbre de Noël des grands-parents. Le goûter est un repas (comportement) ou un aliment (consommation), menu de ce repas. L'apéritif, autrefois consommation (boire un apéritif), est devenu un comportement (prendre l'apéritif).

Diététique et maîtrise comportementale

La diététique modifie la consommation

Quand on propose un régime diététique à un enfant gros, on le soigne en modifiant sa consommation alimentaire de sorte que sa nouvelle consommation apporte moins d'énergie (moins de calories) que la précédente. Chez un enfant hospitalisé qui ne choisit pas ce qu'il mange et n'a pas accès à d'autre nourriture que ce qu'on lui propose, un régime hypocalorique est nécessairement efficace. Si l'enfant ne mange pas tout ce qui lui est proposé parce que cela ne lui plaît pas, il maigrit plus vite. En ambulatoire, c'est-à-dire hors de l'hôpital, on peut en théorie prescrire un tel régime strict, mais en pratique il n'est pas applicable. En général le régime diététique proposé en ambulatoire est moins draconien. Il comprend trois listes : aliments interdits, aliments contrôlés (fréquence de consommation et quantités) et aliments consommables sans limitation.

La maîtrise comportementale s'éloigne de la diététique

Mais le régime néglige le comportement et ce qui le conditionne : rythme de vie, rôle des adultes, environnement, personnalité, sollicitations. Un traitement de l'excès de poids par maîtrise du comportement tient compte du fait que la relation de l'enfant à son alimentation ne peut pas se résumer à une confrontation avec des plateaux-repas. Papillote s'appuie sur une telle approche comportementale de l'alimentation. En outre, un régime ne s'intéresse qu'à l'un des plateaux de la balance énergétique, celui des apports, et oublie l'autre plateau, celui de la dépense énergétique, laquelle risque de diminuer pour

Différents types de méthodes

On peut classer les méthodes proposées pour traiter l'excès de poids d'un enfant en fonction de l'importance respective de la diététique et de la maîtrise comportementale.

- **Méthode diététique standardisée :** régime hypocalorique identique pour tous les enfants soignés.
- **Méthode diététique personnalisée :** régime élaboré, voire négocié, après étude de la consommation alimentaire habituelle de l'enfant.
- **Méthode combinée diététique et comportementale :** régime associé à des consignes comportementales, comme la suppression des grignotages et la pratique d'un sport.
- **Méthode comportementale personnalisée :** pas de régime mais des consignes comportementales élaborées, voire négociées, après étude du comportement habituel de l'enfant.
- **Méthode comportementale standardisée :** consignes comportementales identiques pour tous les enfants soignés. C'est le cas de Papillote.

Par ailleurs, une méthode peut être plutôt souple – les règles prévoient de nombreuses exceptions possibles – ou stricte, sans exception aux règles. Papillote est une méthode stricte.

rétablir l'équilibre si elle n'est pas contrôlée. Papillote impose d'augmenter la dépense énergétique, en marchant.
En résumé, Papillote est donc une méthode comportementale, standardisée et stricte.

L'exemple des internats spécialisés

Pour illustrer la distinction entre la diététique et l'approche comportementale, on peut observer ce qui se passe dans un internat spécialisé dans le traitement des enfants gros. On y applique une diététique que l'on enseigne aux enfants. Ils maigrissent grâce à cette diététique, laquelle ne justifie pas, en soi, la vie en internat, mais surtout parce qu'ils adoptent un comportement nouveau, lié à la vie en internat. Ils n'ont pas d'accès permanent à la nourriture. Des activités physiques quotidiennes sont programmées. La dynamique de groupe crée une ambiance favorable. Les enfants ne sont jamais seuls. L'encadrement est motivé puisque le résultat, la perte de poids des enfants, conditionne l'existence de l'établissement. Dans un tel système, il est impensable qu'un enfant ne maigrisse pas. En une année scolaire, avec 60 000 euros accordés par l'assurance maladie et la mutuelle des parents, l'enfant perd 10 ou 15 kg. Il rentre ensuite chez lui. Tous les éléments précédents disparaissent : il ne peut poursuivre la diététique apprise puisqu'il n'a pas la maîtrise des menus ; l'environnement qui lui imposait un comportement nouveau n'existe plus. La probabilité de rechute est élevée et la réalité le vérifie : souvent l'enfant reprend rapidement le poids perdu.

Pourquoi dire que Papillote est une méthode ?

Idées vagues et conseils incomplets

Certaines des recommandations énumérées ci-contre relèvent du mythe ou des idées reçues. Ainsi, boire beaucoup couperait la faim en remplissant l'estomac. Manger davantage le matin ferait maigrir : sans autre changement, ça risque plutôt de faire grossir. D'autres sont des vœux pieux : « Tu devrais faire quelque chose. » Certaines attendent une suite active qui dépend des parents : « Tu devrais consulter un spécialiste. » La plupart manquent de précision. Que signifient exactement les expressions telles que : grignoter, activités physiques, habitudes ou cochonneries ? D'autres conseils sont au contraire limités à un point trop précis pour être efficace : ketchup, télévision, petit déjeuner, légumes verts, light et sirop. Des durées, des fréquences, des quantités sont indéfinies : moins, plus, davantage, pas autant, pas tout le temps. La plupart des conseils catalogués ci-contre débouchent sur des changements de consommation ou de comportement incontrôlables : « arrêter » est vérifiable mais comment juger qu'on a bien « évité » ou suffisamment « limité » ? En outre, certains conseils sont incomplets : ceux qui visent à augmenter la dépense énergétique sont inefficaces si les apports alimentaires ne sont pas simultanément contrôlés. Enfin certains sont des jugements portés sur la personnalité de l'enfant mais juger ne fait pas maigrir.

Ne rien laisser au hasard

Un conseil est souvent flou ou incomplet et donc inefficace. À l'opposé, une méthode est un ensemble raisonné de règles qui prend en compte la globa-

« Tu devrais, tu ne devrais pas »

- Tu devrais arrêter de grossir.
- Tu devrais surveiller ton poids.
- Tu ne devrais pas rester comme ça.
- Tu devrais faire quelque chose.
- Tu devrais faire attention à ta santé.
- Tu devrais faire comme ton frère.
- Tu devrais écouter ta mère.
- Tu devrais te prendre en main.
- Tu devrais aller voir quelqu'un.
- Tu devrais consulter un spécialiste.
- Tu devrais changer tes habitudes.
- Tu devrais faire attention à ce que tu manges.
- Tu ne devrais pas manger autant.
- Tu ne devrais pas manger tout le temps.
- Tu devrais arrêter de grignoter.
- Tu ne devrais pas te goinfrer.
- Tu devrais manger moins de cochonneries.
- Tu devrais manger moins vite.
- Tu devrais manger plus équilibré.
- Tu devrais manger davantage de légumes verts.
- Tu devrais arrêter de mettre du ketchup dans tout.
- Tu devrais prendre un petit déjeuner plus copieux.
- Tu ne devrais pas acheter n'importe quoi.
- Tu devrais éviter de te resservir.
- Tu devrais boire plus souvent.
- Tu devrais acheter des boissons light.
- Tu ne devrais pas boire du sirop à table.
- Tu devrais bouger davantage.
- Tu devrais faire du sport.
- Tu devrais moins regarder la télévision.
- Tu devrais faire plus d'activités physiques.
- Tu devrais aller à l'école à pied.
- Tu devrais suivre mes conseils...

L'enfant gros croule sous les conseils et les avertissements. Beaucoup sont raisonnables et pourtant inefficaces puisqu'il reste gros. Il y a d'ailleurs de plus en plus de conseils destinés aux gros et de plus en plus de gros.

lité du problème à résoudre. Une méthode est structurée et précise. Quantités, durées et fréquences sont fixées. Une méthode suppose une action ordonnée. Son application est permanente et contrôlable, son résultat évaluable. Les écueils possibles sont envisagés et des solutions proposées.

Il existe des méthodes pour guérir de l'alcool ou du tabac, rééduquer un blessé après un accident, améliorer des résultats scolaires ou faire progresser une équipe sportive. Elles mettent en jeu des personnes (thérapeutes, entraîneurs), des moments (séances), une régularité, des techniques (exercices, recettes), un suivi et des évaluations (notes, tests). Elles peuvent être individuelles ou collectives, standardisées ou adaptées. Les éléments constitutifs d'une méthode sont cohérents et coordonnés. L'association d'éléments sélectionnés dans diverses méthodes est une démarche hasardeuse.

Dans le domaine médical, une méthode peut être érigée en prescription et se décliner dans une ordonnance. « Prescription » est un terme médical comme « guérison ». Alors que le donneur de conseils ne se sent pas responsable de l'usage qui sera fait de ceux-ci, le prescripteur d'une méthode engage sa responsabilité. Mélanger des lignes d'ordonnances rédigées par différents thérapeutes dégage la responsabilité de chacun.

Les méthodes diététiques sont toujours structurées, précises, rédigées, ordonnées et contrôlables. Leur observation instaure une maîtrise permanente de la consommation alimentaire. Papillote propose une option différente qui s'écarte délibérément de la diététique en mettant en forme des conseils comportementaux classiques et raisonnables pour en faire une méthode comportementale, précise et rédigée, que l'on peut prescrire sur une ordonnance. Papillote revendique sa cohérence, gage de son efficacité. Papillote n'est pas soluble dans un consensus mou.

Comment aider son enfant à faire Papillote ?

Que veut dire « aider » ?

Lorsqu'un enfant est décidé à se soigner, l'attitude la plus neutre des adultes de son entourage consiste à lui dire : « Tu fais ce que tu veux, c'est ton problème. » Cette attitude ne constitue pas une aide. Elle n'est même pas encourageante. Elle est indifférente.

L'intérêt que les adultes portent à l'enfant est plus manifeste s'ils lui disent : « Bravo, bonne idée, nous espérons que tu vas y arriver. » Un tel soutien, purement verbal, encourage mais n'aide pas. On peut le réserver à un collègue de travail.

Une troisième attitude consiste à proposer son aide. Le dictionnaire définit l'aide comme l'**action d'intervenir en faveur d'une personne en joignant ses efforts aux siens**. Cette définition contient cinq mots clefs : action, intervenir, faveur, joindre et efforts.

- **Action** : pas seulement des paroles.
- **Intervenir** : jouer un rôle dans l'histoire.
- **Faveur** : bienveillance et bienfaisance.
- **Joindre** : être solidaire dans une action commune.
- **Efforts** : courage et volonté, face aux résistances. Bien évidemment, les attitudes humaines ne sont pas aussi contrastées. Il existe des intermédiaires entre indifférence et encouragement, entre encouragement et aide.

Pourquoi un enfant doit-il être aidé ?

Aider est efficace

- L'**expérience montre** qu'un enfant gros qui veut se débrouiller seul pour guérir a de faibles chances de réussite. Pour guérir, il doit être aidé. S'il utilise une méthode diététique, il a besoin d'être aidé pour composer les menus et réaliser les repas : s'il choisit une méthode comportementale, il a besoin d'aide parce qu'il ne vit pas seul. Il est tributaire de son environnement humain. Il ne choisit ni son lieu de vie ni son mode de vie. Il n'a de prise que sur une partie de son emploi du temps.

• **L'expérience montre aussi** comment la motivation de l'enfant se renforce quand il réalise qu'il est vraiment aidé : il ne veut pas décevoir ceux qui l'aident ; il observe les règles plus soigneusement ; ceux qui l'aident constatent son application et consolident leur soutien. Inversement, s'il n'est plus aidé, il multiplie les entorses aux règles ; ceux qui l'aident lui reprochent alors son laisser-aller et laissent aller à leur tour.

• **Celui qui guérit** en modifiant son comportement est plus fier que celui qui l'a fait en prenant un médicament : il s'est guéri. L'estime de l'enfant gros guéri envers lui-même est alors doublement bonifiée : il se sent mieux puisqu'il n'est plus gros, il se juge mieux puisqu'il a réussi à se guérir. Ceux qui l'ont aidé jusqu'au succès partagent sa joie et bénéficient de sa reconnaissance. Voir les témoignages de Laurent, de Céline et de Frédéric.

Aider est un devoir des parents

Aider est une expression active de la compassion, cette forme que prend l'amour envers celui qui souffre. Souffrir est un mot peu utilisé à propos des enfants gros, ni par eux-mêmes, ni par les autres. On utilise plutôt d'autres verbes : subir, supporter, endurer, peiner. Pourtant, quand on veut guérir, c'est pour ne plus souffrir. La compassion peut s'exprimer passivement (« Mon pauvre petit ») ou activement (« Je vais t'aider »).

Dans l'entourage d'un enfant gros, les parents sont naturellement en première ligne pour l'aider à se guérir. Ils ont le devoir moral et légal de protéger la santé de leur enfant. Ils sont responsables des soins dont il a besoin. Ils peuvent être coupables, avec des circonstances atténuantes, de ne pas avoir agi plus tôt ; ils sont alors condamnés à l'aider encore plus. Ils ont édifié et ils entretiennent le contexte dans lequel l'enfant vit, contexte qui influence son comportement : composition de la famille, type d'habitat, ressources, style de vie, modes de transports, lieu de vacances. Ils sont les plus proches de lui. Ils vivent avec lui et partagent une bonne part de ses activités et de ses repas. Ils sont les adultes qui le connaissent et le comprennent le mieux. Ils disent qu'ils veulent son bien. Ils disent qu'ils l'aiment. Il arrive qu'un adulte gros, qui a été un enfant gros, éprouve de la rancœur envers des parents qui ne l'ont pas aidé quand il en avait besoin. Un tel abandon laisse des traces durables. Le parent qui refuse délibérément d'aider son enfant mineur à se soigner est susceptible d'être poursuivi pour ce manquement. Pourquoi l'excès de poids ferait-il exception ?

Aider un enfant, se mettre à son service pour qu'il se sente mieux, est une attitude du cœur. Elle n'est déterminée ni par le niveau d'études, ni par l'origine socioculturelle, ni par la qualification professionnelle, ni par la richesse. La raison la plus souvent alléguée pour aider un enfant gros est très simple : « Je le sens mal dans sa peau, je voudrais qu'il se sente mieux pour qu'il soit plus heureux. » Aider son enfant à être plus heureux rend le parent plus heureux.

Aider est indispensable quel que soit l'âge de l'enfant

Lorsque l'enfant gros n'est pas autonome parce qu'il est très jeune ou très docile, la décision de le soigner incombe aux seuls parents. Il n'est pas justifié d'attendre qu'il le demande. Dans cette situation privilégiée, les parents décident, agissent et guérissent. Quand l'enfant est autonome parce qu'il est plus âgé ou moins docile, sa motivation devient primordiale. Si elle rencontre un écho favorable dès qu'elle est formulée, la partie est bien engagée. Dès ce stade, les parents peuvent manifester une attitude d'aide en évitant le triomphalisme, les regrets ou la récupération. Il est inutile de ressasser le passé par un préambule du genre : « Enfin, quand même, dommage tout ce temps perdu. Ah, si tu m'avais écouté plus tôt !

Tu vois bien que j'avais raison. » Mieux vaut positiver d'emblée. L'entretien initial est essentiel. L'enfant s'en souviendra. Les mots ont du poids. Ainsi, on peut éviter le verbe « essayer ». « Tu vas essayer de faire attention et je vais essayer de t'aider » n'est pas engageant. « Tu vas faire Papillote et je vais t'aider à réussir » est plus dynamique. Il s'agit d'être décidé à agir, de s'engager, de promettre de joindre ses efforts à ceux de l'enfant, de préciser le contenu concret de cet engagement puis de s'y tenir. Pour gagner la partie qu'il engage, l'enfant a besoin que ses parents ne soient pas moins déterminés que lui.

Comment aider ?

Ne pas tendre de pièges

Primum non nocere est un vieil adage de médecine qui signifie : « D'abord, ne pas faire de mal. » Aider, c'est d'abord s'évertuer à ne pas créer de situation dommageable. L'application des règles n°s 2, **je ne mange que pendant les repas**, et 3, **je ne me ressers pas**, est parfois entravée par des pièges tendus par les parents.

L'apéritif

Dans « Papillote expliquée aux enfants », on énumère six raisons pour lesquelles un enfant mange entre les repas. La quatrième est : « Tu manges parce qu'on te le propose. » Elle est illustrée par des situations institutionnelles de grignotage collectif imposé auxquelles l'enfant ne peut pas se soustraire. Pour préserver la paix des familles, on n'a pas évoqué, dans cette partie du livre destinée aux enfants, l'apéritif, grignotage familial imposé et guêpier mielleux pour l'enfant gros motivé. Question du thérapeute à l'enfant trop gros : « Est-ce qu'il arrive, chez toi, qu'on prenne l'apéritif ? » La réponse de l'enfant : « Quelquef... » est interrompue par son père : « Rarement. » Et précisée par sa mère : « Seulement quand on a des invités. »
Foin d'hypocrisie, parlons clairement comme l'eau de source. L'apéritif, initialement boisson à base de vin ou d'alcool que l'on prenait avant le repas pour ouvrir l'appétit, est devenu un rite moderne qui fait boire mais aussi manger avant le repas, donc en

dehors du repas. Si des enfants inventaient cette prise alimentaire additionnelle, les adultes hurleraient au grignotage de cochonneries. L'apéritif est un grignotage d'adultes, inventé par des adultes et proposé par des adultes qui invitent les enfants à y participer pour se donner bonne conscience. Les adultes évitent ainsi que les enfants leur demandent : « Pourquoi grignotez-vous? », version moderne de : « Papa, pourquoi tu bois? »

L'apéritif est un gros piège pour enfant gros. Des parents proposent parfois une solution qui les désengage : « Il n'a qu'à aller dans sa chambre. » Pourquoi le punir? De quoi est-il coupable? Et que fait-on de la convivialité conviée justement à justifier tous les comportements alimentaires modernes? Autre suggestion : « Il n'a qu'à pas en prendre. » On oublie alors le poids des sollicitations sensorielles. Peut-on exhiber des aliments sélectionnés pour leur appétence et demander à l'enfant d'y résister? Pourquoi torturer ce nouveau Tantale? Les parents qui aident leur enfant savent qu'ils ne peuvent pas lui tendre ce piège, sauf à le maltraiter. Quand un enfant est allergique aux poils de chat, que fait-on du chat ? L'enfant gros est allergique à l'apéritif. « Quand les parents boivent, les enfants trinquent », disait la célèbre affiche de Villemot en 1957. « Quand les parents prennent l'apéritif, l'enfant gros trinque », dit Papillote cinquante ans après.

Des parents peuvent rechigner au nom de l'amitié : « Oui, mais que vont dire les amis? » À de vrais amis, il suffit d'expliquer. Ils comprendront que la souffrance de l'enfant, sa motivation et sa demande d'aide ont été entendues par ses parents, lesquels adoptent une attitude cohérente. L'amitié résiste à l'absence d'apéro. Il y a plus de trente ans, quand ce rite moderne n'existait pas, on avait des amis mais pas d'enfants gros.

L'apéritif favorise-t-il l'apparition d'un excès de poids? Peut-être. Gêne-t-il la guérison d'un enfant gros? De toute évidence. La suppression de l'apéritif, même « quand on a des invités », témoigne de l'action des parents pour intervenir en faveur de l'enfant en joignant leurs efforts aux siens. Celui-ci s'en rend compte, il en tire les conséquences en s'appliquant à ne pas prendre son équivalent apéro en cachette.

La raclette

Papillote ne censure aucun aliment – les bonbons ou le soda sont des desserts – mais condamne des rituels inventés, encore, et proposés, encore, par les adultes : raclette, multicrêpes, fondue, barbecue, pierrade.

Prenons l'exemple de la raclette, lointain descendant urbain d'un plat d'alpage valaisan, du fromage fondu sur du pain. On ne racle plus rien mais on dispose sur la table des monticules de charcuterie, de fromage et de pommes de terre. Chacun prend ce qu'il veut, comme il veut et quand il veut – vous avez dit « convivial » ? – jusqu'à ce qu'il jette l'éponge en repoussant sa coupelle parce qu'il n'en peut plus.

Proposer une raclette, c'est oublier ou mépriser l'enfant gros motivé auquel on reproche par ailleurs ses junk foods.

Changer son comportement… de parents

Les restes

La règle n° 3, **je ne me ressers pas**, est simple. Elle devient facile à suivre si celle ou celui qui prépare le repas, dresse le couvert et sert à table, est inlassablement soucieux d'aider l'enfant qui veut se guérir. « Papillote expliquée aux enfants » souligne qu'on se ressert parce qu'il en reste. Pourquoi en reste-t-il ? Parce qu'on en fait trop. Que faut-il faire ? En faire moins ! La maîtresse de maison est invitée à prévoir, préparer et servir ce qu'il faut et ce qui suffit, le nécessaire et le juste. Ainsi, elle compte les saucisses avant de les cuire. Elle prépare des frites pour quatre s'il y a quatre convives et pour cinq s'il y en a cinq. Elle apporte sur le plateau rebaptisé « plateau à portions de fromages » les morceaux désirés par chacun. Elle dispose des parts de gâteau, pas forcément égales, sur des assiettes à dessert et congèle l'excédent **avant** le repas. Elle sert les petits fruits dans des coupes. Elle place un morceau de pain à côté de chaque assiette ; et si l'un des convives veut en reprendre, il se lève, se sert dans la huche mais ne ramène pas le pain sur la table. Au repas-goûter, elle prépare dans chaque assiette une portion de l'aliment-goûter. Si les céréales sont au menu du petit déjeuner, elle prépare les bols et range la boîte attirante avant d'appeler l'enfant. Ce soin dans la préparation des repas et le service de la table évite de dire « N'en reprends pas » chaque fois que les organes des sens de l'enfant sont excités par un reste. L'idée de se resservir ne lui vient plus. En résumé, quand on fait Papillote, les repas sont servis à la maison comme au restaurant.

La voiture

Quel obstacle majeur s'oppose-t-il à la règle n° 1, **je marche 30 minutes chaque jour**? La voiture des parents! Caricaturons à peine. Dès qu'il a acquis la marche, le petit enfant est invité à l'oublier et à rejoindre le siège auto, si confortable que ses muscles de posture eux-mêmes sont relâchés. Il est même transporté dans ledit siège auto hors de ladite auto pour ne pas le réveiller. L'initiation précoce à la sédentarité – du latin *sedere*, être assis – suit de près l'apprentissage de la marche. Un pli est pris que la vie moderne ne défripera pas. En effet, en permettant de joindre rapidement les différents lieux de vie (habitat, travail, école, loisirs, commerces et services), la voiture a facilité leur dispersion et leur éloignement, rendant nécessaire l'usage de la voiture. Cercle vicieux et pernicieux. D'un côté, la société engage les enfants à marcher, de l'autre elle réduit les occasions de le faire. Certains choix de vie des parents augmentent la difficulté (voir page suivante).

Dans le discours standard ambiant produit par les adultes, c'est la télévision qui est associée à la sédentarité. Pourtant le moteur à essence en est plus sûrement responsable. Mais il est politiquement plus correct et moins dangereux de stigmatiser l'attachement d'un enfant à sa télévision que la ceinture de sédentarité qui lie ses parents à leur voiture. Aider leur enfant à marcher nécessite que les parents remettent en cause l'usage systématique de leur véhi-

La voiture, ennemie de la marche!

Voici deux exemples.

• **Les parents d'un collégien** choisissent d'habiter un village à 20 km de la ville où ils travaillent pour vivre à la campagne. En semaine, le car ramasse l'adolescent devant chez lui et le dépose au collège et *vice versa*. Le samedi la famille fait les courses au centre commercial de la ville, en voiture. Le dimanche, on se repose à la maison parce qu'on a couru, en voiture, toute la semaine. Les copains d'école habitent d'autres villages. Pour toute activité sportive ou artistique, il faut être conduit en ville. Cet adolescent est privé de marche par la conséquence du choix de ses parents. La vie à la campagne est parfois devenue une vie en voiture.

• **Une mère prend sa voiture** pour se rendre sur son lieu de travail distant de 5 km et dépose au passage son enfant à l'école distante de 800 m. Elle justifie cette conduite (!) par le poids du cartable dont le port sur les deux épaules n'a pourtant jamais tordu un enfant et représente parfois l'unique activité physique certains jours d'école. En réalité, elle ne supporte pas de le voir s'éloigner à pied alors qu'elle se dirige en voiture dans la même direction. D'ailleurs, il ne s'en plaint pas. Or, si elle ne travaillait pas, il irait à l'école à pied.

cule pour joindre leurs efforts aux siens. Plus largement, aider un enfant à changer son comportement nécessite parfois que les parents modifient le leur.

Aider, ce n'est pas « faire pareil »

Pour aider leur enfant, certains parents, plutôt des mères, lui proposent : « Pour t'aider, je vais faire comme toi, d'ailleurs ça ne me fera pas de mal. » Cette démarche sympathique ne répond pas forcément aux besoins. Faire pareil n'est pas synonyme d'aider. Les parents d'un enfant qui fait Papillote peuvent manger entre les repas – discrètement – et ne sont pas obligés de marcher tous les jours. Maintenant, s'ils ont eux-mêmes un excès de poids et qu'ils veulent s'en débarrasser, personne ne les empêche de faire Papillote.

Aider nécessite une attention constante

Supprimer la solitude

La solitude est en tête des raisons qui expliquent qu'un enfant ne maîtrise pas la règle n° 2, **je ne mange que pendant les repas.** Quand des parents disent : « Son problème, c'est que, quand il est seul, il mange ; dites-lui, docteur, qu'il ne faut pas », le thérapeute peut répondre : « Tes parents ont raison : il ne faut pas que tu… sois seul. »

À écouter des écoliers et des collégiens trop gros, on est confondu par le nombre de ceux qui sont seuls avant ou après l'école, le mercredi ou pendant les vacances. C'est plus fréquent quand la famille est monoparentale ou que la fratrie est limitée. Pour les parents, la solitude d'un enfant est surtout source d'insécurité : on ne laisse pas seul un enfant en bas âge ; on ne laisse pas seul un enfant dans une maison isolée. Mais la rassurante proximité du voisinage rompt l'isolement, pas la solitude. Celle-ci enfante un stress, au sens scientifique originel du terme : ensemble des réactions non spécifiques, physiologiques et comportementales, face à un agent agressif. La prise alimentaire fait partie de ces réactions. Les physiologistes l'enseignent. Les adultes le savent – ils en font eux-mêmes souvent l'expérience –

mais l'oublient quand ils disent : « Maintenant que tu es grand, tu peux rester seul. » C'est une appréciation d'adulte qui conforte une décision d'adulte et piège l'enfant puisque la solitude lui est présentée comme un progrès lié à une croissance inévitable et bienvenue. Heureusement la solitude est rarement une fatalité. Son abolition demande un peu de réflexion et d'imagination. Le gardien habituel, simple et économique, le téléviseur, a montré ses limites. La justification parentale de la solitude est souvent succincte : « Le problème, c'est qu'on travaille. » Mais le travail des parents n'est pas exceptionnel et les enfants n'habitent pas tous un hameau isolé. Comment peut-on légitimer la solitude d'un enfant dans une ville de 10 000 ou 100 000 habitants ? Il n'est certainement pas le seul seul. Or, par construction, deux seuls ensemble ne sont plus seuls. Et s'ils sont gros et motivés, c'est pain bénit : en s'entraidant, ils appliquent plus facilement la règle n° 2, qui devient **nous ne mangeons que pendant les repas.**

Anticiper

Les parents peuvent encore aider leur enfant, même en son absence, par de simples précautions : ranger toute nourriture hors de la vue, privilégier les conditionnements en portions individuelles, surtout pour les aliments consommables sans préparation préalable (fromages blancs, boissons sucrées, brioches, crèmes dessert, gâteaux secs et bonbons), enfermer dans des récipients opaques ce qui est vendu sous emballage transparent et faire les courses plus fréquemment pour limiter les stocks. Les parents savent que les congés scolaires sont des périodes pleines d'embûches. Ils peuvent donc les prévoir, anticiper et les organiser pour que l'enfant ne soit jamais seul. Quand il est possible, l'aménagement du temps de travail (horaires, congés, RTT) des parents peut être mis au service de l'enfant.

S'inscrire dans la durée

• **Vouloir guérir son enfant trop gros** en l'aidant à faire Papillote, c'est s'organiser pour un traitement prolongé (plusieurs mois, parfois plusieurs années). La promesse d'aide vaut donc un engagement de longue durée.

• **Il faut déjà faire comprendre** à l'enfant que ce sera long. En général, un enfant trop gros estime correctement son excès de poids mais, fréquemment, il sous-estime la durée du traitement nécessaire. Vouloir réduire un excès de poids de 15 kg en 6 mois n'est pas un objectif réaliste. Même les magazines féminins du printemps ne prennent pas un tel risque. L'objectif final est 0 kg en trop – ni plus, ni moins – sans précision de délai.

• **Quand un enfant fait Papillote**, ses parents repèrent plus facilement les manquements aux règles que l'observation de ces règles. Attention ! L'enfant se décourage si, ne grignotant qu'une fois par jour au lieu de dix, il est réprimandé à ce moment-là alors qu'il n'est pas complimenté les neuf fois sur dix où il respecte la règle parce que cela ne se voit pas. Papillote propose donc, au cours de la petite réunion qui suit la pesée hebdomadaire, de souligner ce qui a bien marché afin de stimuler l'enfant, de l'encourager et de le féliciter, avant de pointer les imperfections à corriger.

• **Quand un traitement est long,** les phases de découragement sont fréquentes. L'aide des parents est essentielle pour suppléer à une démotivation passagère. Ce sont eux qui entretiennent ou raniment la flamme du désir et relancent le moteur après les ratés sans se lamenter sur le manque de volonté.

Aider concerne tout l'entourage

Les grands-parents

Si des grands-parents assurent la garde et l'éducation de l'enfant, même à temps très partiel, leur participation thérapeutique est indispensable. On l'obtient plus facilement depuis que l'excès de poids des enfants est un fait de santé publique médiatisé. Il y a cependant des réfractaires, gentils mais têtus. Le parent intermédiaire – celui des parents de l'enfant qui est l'enfant des grands-parents réfractaires – est alors affronté à un pénible conflit d'intérêt. Il bénéficie d'un service rendu gratuit, la garde de l'enfant, par des adultes de confiance, ses propres parents, qu'il ne veut pas heurter et qui aiment l'enfant, leur petit-enfant, dont il doit, lui, parent responsable, sauvegarder la santé. La menace d'un retrait est une extrémité qu'il refuse d'envisager. Solution élégante : proposer aux grands-parents trop gâteaux de rencontrer le thérapeute qui les placera devant leurs responsabilités.

Les frères et sœurs

Pour l'enfant gros en traitement, un frère ou une sœur peut être un boulet ou un atout. Papillote, méthode comportementale, devrait rassurer des parents qui rechigneraient à soigner leur enfant gros parce qu'ils ne voudraient pas mettre au régime toute la famille. La règle n° 1, **je marche 30 minutes chaque jour,** ne s'impose qu'à l'enfant. La règle n° 2, **je ne mange que pendant les repas,** est un usage éducatif ancestral et universel qui peut être proposé à tous. À défaut, l'enfant gros en traitement a le droit d'obtenir que les autres ne mangent pas sous son nez en dehors des repas : simple question de respect. La règle n° 3, **je ne me ressers pas,** n'implique pas de rationner le frère ou la sœur qui mangerait beaucoup et qui ne serait pas gros. Il suffit que les portions soient inégales. Celui qui mange beaucoup est servi plus généreusement, une fois. Le service du pain, évoqué plus haut, illustre comment un frère ou une sœur peut apporter discrètement son aide à celui qui est gros.

Ce n'est pas l'affaire de l'école

• **De l'école, on n'attend pas grand-chose.** Cette affirmation lapidaire choquera les enseignants, les intendants, les médecins et les infirmières scolaires qui se sont donné pour mission de réduire la prévalence de l'excès de poids chez l'enfant. Leurs efforts généreux, jusqu'à présent vains, sont l'alibi d'une société qui se sait coupable de produire des enfants gros mais voudrait que cet effet indésirable de son fonctionnement soit prévenu par l'école. Elle a beau jeu de reprocher ensuite aux enfants devenus gros de ne pas avoir appliqué les conseils de

Cas particulier : les parents désaccordés

La situation de parents séparés illustre, s'il le fallait encore, combien des choix d'adultes compliquent la vie de l'enfant gros qui veut guérir. S'ils sont soucieux de sa santé et de son bonheur, conscients que le dédoublement des lieux de vie, dont il n'est pas responsable, justifie leur redoublement d'attention, le pronostic est favorable. Il peut faire Papillote chez papa et chez maman, même si les nouveaux conjoints éventuels cuisinent autrement.

Si un parent ne souhaite pas aider son enfant, soit qu'il juge que ce n'est pas nécessaire ou urgent, soit que la charge héritée du passé lui pèse, soit qu'il ne puisse pas demander la collaboration de son nouveau conjoint, en particulier à cause des enfants de celui-ci, l'affaire est mal engagée. Le parent aidant risque d'être considéré par l'enfant comme l'empêcheur de vivre heureux, et le parent qui n'aide pas peut bénéficier d'une aura favorable injustifiée. L'abstention thérapeutique est alors préférable. Aidé à 50 %, l'enfant resterait gros car il compenserait chez le parent qui ne l'aide pas les résultats obtenus chez l'autre avec, en prime, la dégradation de sa relation au parent qui l'aide. Avec l'âge, il comprendra la complexité de sa situation et prendra les décisions nécessaires et difficiles.

Quand la séparation a été conflictuelle, que la haine réciproque se focalise sur le poids de l'enfant et que chaque ex devenu protagoniste reproche à l'autre son laisser-aller, son mode de vie, ses habitudes et la cuisine de son nouveau conjoint, jusqu'à demander une modification du régime (!) de garde, l'enfant gros victime encaisse et… engraisse.

leurs enseignants sans s'interroger sur l'applicabilité de ces conseils dans le contexte socio-économique qu'elle entretient.

• **Peu à l'aise dans la prévention,** l'école est hors jeu dans le traitement de l'enfant gros. On peut juste attendre de l'école qu'elle supprime la collation en maternelle et les goûters d'anniversaire à l'école primaire comme elle a supprimé les distributeurs-provocateurs dans le secondaire. Rectorats, parents d'élèves, enseignants et autorités sanitaires discutent pour savoir si ces sollicitations favorisent l'apparition de l'excès de poids, si leurs effets favorables l'emportent sur leurs contrecoups indésirables et s'il faut légiférer, réglementer ou négocier. Mais il est indiscutable que ces sollicitations gênent la guérison d'un enfant déjà gros. Or, il est anormal que celle-ci soit freinée par les agissements d'une institution obligatoire. Faut-il attendre pour le comprendre que 50,1 % des enfants soient trop gros ?

• **Cependant**, si les parents d'un enfant trop gros peuvent espérer de l'école qu'elle ne tende pas de pièges à leur enfant, ils ne peuvent pas lui reprocher de ne pas le faire maigrir. Ce n'est pas sa mission. Elle n'a pas de fonction thérapeutique. Elle n'en a pas les moyens. D'ailleurs, elle n'est pas le lieu des apports alimentaires – en principe, on ne mange pas à l'école – et le temps scolaire, qui ne représente chaque année que 12 % de la durée de l'année, n'est pas approprié à une modification substantielle de la dépense énergétique. Reprocher à l'école de ne pas proposer assez d'activités physiques serait une pirouette qui éviterait de remettre en cause le fonctionnement familial. Attendre de l'école qu'elle fasse marcher l'enfant gros pendant 30 minutes sur les 6 heures qu'il y passe serait une fuite de responsabilité parentale. En incriminant l'absence de garderie périscolaire ou d'étude au collège pour justifier que l'enfant soit seul à domicile et mange à cause du stress, on évite de chercher quel autre enfant seul peut le rejoindre. Il y en a probablement un dans la même classe.

• **Depuis peu**, des municipalités, des associations, des professionnels de santé et des caisses d'assurance maladie s'organisent en réseaux pour proposer aux enfants gros des activités physiques ou des ateliers diététiques. Cette substitution aux parents pose question. Elle déjoue le principe de subsidiarité : une institution ne devrait intervenir qu'en recours d'une défaillance familiale avérée et insoluble et non pas proposer une solution facile pour des parents qui démissionnent de leur rôle. On risque de les voir revendiquer le droit que leur enfant gros soit pris en charge hors du temps scolaire pour des activités ludiques financées par l'assurance maladie.

Bien aider peut nécessiter de se faire aider

Un enfant gros motivé + des parents prêts à l'aider + une méthode. Cette alchimie doit suffire et conduire à la guérison. Mais l'expérience montre que la coopération d'un tiers externe au groupe familial est utile, peut-être nécessaire. Le plus souvent il s'agit d'un médecin mais celui-ci peut s'effacer en faveur d'un(e) diététicien(ne) qui oublie, dans ce rôle, la diététique au profit d'une approche comportementale, ou par un psychologue qui renonce à chercher dans l'inconscient de l'enfant l'origine de son excès de poids. D'autres professionnels, éducateurs ou puéricultrices pourraient être formés pour assurer ce service. Ce tiers, appelé thérapeute dans les paragraphes précédents, a une fonction d'accompagnement (certains disent *coaching*) : entendre et écouter les satisfactions, les difficultés, les succès, les échecs et les désaccords, féliciter, encourager, rappeler les règles et vérifier leur application, prévoir les périodes à risque et chercher des astuces concrètes pour y faire face, rappeler les éléments de motivation et aiguillonner régulièrement l'enfant ou ses parents.

Conclusion

Chaque fois que possible, une méthode thérapeutique doit être évaluée par rapport à une autre. Pour ce faire, on répartit les patients en deux groupes et on applique aux patients de chaque groupe l'une ou l'autre méthode. On compare ensuite les résultats. Ce type d'évaluation comparative est difficilement utilisable pour l'excès de poids de l'enfant. Idéalement, pour éliminer les biais liés à des différences entre les enfants ou à la personnalité du thérapeute, il faudrait que les enfants qui se présentent à la même consultation acceptent de suivre, après tirage au sort, soit une méthode diététique, soit une méthode comportementale, tout en étant suivis par le même thérapeute, et que l'étude soit ensuite étendue à plusieurs thérapeutes. Une telle étude n'a jamais été réalisée.

Le médecin-enseignant-chercheur qui a élaboré Papillote a utilisé successivement la diététique personnalisée puis un mélange de diététique et de maîtrise comportementale. Papillote, méthode comportementale stricte, est l'ultime étape de cette évolution : elle ne comporte plus de diététique. Son auteur obtient avec elle de meilleurs résultats qu'auparavant. Il estime donc devoir faire connaître Papillote à d'autres enfants que ceux qu'il rencontre.

On peut continuer indéfiniment à se lamenter sur l'augmentation du nombre des enfants gros. On peut aussi les aider à se guérir.

L'auteur aimerait bénéficier de témoignages d'enfants qui ont fait Papillote sans qu'il les ait rencontrés. Il s'obstine à promettre la guérison à tout enfant trop gros qui suivra sans exception les règles n°s 1, **je marche 30 minutes chaque jour**, 2, **je ne mange que pendant les repas, moments où je suis assis, pas tout seul, devant une table, avec des couverts** et 3, **je ne me ressers pas**.

Appendice : l'élaboration de Papillote

Retour en arrière

Il y a vingt-sept ans, les enfants gros, peu nombreux, n'avaient pas la faveur des médias. En particulier, on ne s'inquiétait guère des enfants qui étaient juste un peu trop gros. D'ailleurs, la limite au-dessus de laquelle on considérait que le poids d'un enfant était excessif variait d'un médecin à l'autre. En outre, on estimait couramment qu'un excès de poids modéré disparaîtrait spontanément avec la croissance. Quant aux enfants très gros, ils étaient souvent adressés à l'hôpital pour bilan. Le pédiatre hospitalier demandait des examens sanguins et urinaires à la recherche d'une anomalie de fonctionnement d'une glande endocrine qu'il ne trouvait que très rarement. Il constatait que la pression artérielle de l'enfant était supérieure à la moyenne des valeurs relevées chez les enfants du même âge, que sa ventilation maximale était limitée et que ses jambes s'écartaient au-dessous des genoux (*genu valgum*). Il concluait à une obésité banale, commune, dite idiopathique, c'est-à-dire sans cause particulière.

Il préconisait alors une restriction alimentaire et demandait à la diététicienne (exceptionnellement un homme) de son service de s'en occuper. Ce recours systématique à une restriction alimentaire et à une diététicienne s'explique facilement.

• Pendant des siècles, les médecins avaient constaté que les enfants victimes de restriction alimentaire en période de famine maigrissaient et ne reprenaient du poids que si on pouvait les nourrir suffisamment. Confrontés à la fin du XXe siècle au phénomène inverse, une prise de poids excessive chez certains enfants, les médecins les ont naturellement soignés en leur prescrivant, pour les faire maigrir, une restriction alimentaire.

• Puisqu'il s'agissait de modifier une alimentation, le corps médical s'est tout aussi naturellement tourné vers une nouvelle corporation, celle des diététiciennes, estimant avec justesse que la formation de celles-ci les préparait mieux que les études médicales à proposer des changements dans une alimentation.

Lorsque les premières diététiciennes hospitalières ont été sollicitées pour soigner les enfants gros, elles ont bien naturellement élaboré des régimes hypocaloriques, c'est-à-dire des régimes qui apportaient moins de calories, moins d'énergie, que la ration hospitalière standard. À l'hôpital, l'application d'un tel régime est facile. Le repas est préparé par le cuisinier qui met en œuvre soigneusement les menus prévus par la diététicienne en ajustant la taille des portions aux résultats des calculs de celle-ci. Un régime hypocalorique est efficace : quand il doit se contenter de 1 500 kilocalories au lieu des 1 850 qu'il aurait volontiers consommées, un enfant maigrit de 50 g par jour, ce qui semble peu mais représente pourtant 9 kg en 6 mois, ce qui est beaucoup mais supposerait qu'il reste 6 mois à l'hôpital. Une telle durée de séjour n'est pas envisageable pour des raisons psychologiques et économiques évidentes. La difficulté, pour la diététicienne des années 1980, n'était donc pas d'élaborer un régime pendant l'hospitalisation de l'enfant mais d'envisager la suite à donner à la sortie, en ambulatoire, ce qui veut dire hors de l'hôpital. Ou bien, elle remettait aux parents une copie du régime (menus et quantités) efficacement suivi par l'enfant à l'hôpital pour qu'ils le poursuivent à la maison. Cette proposition peu réaliste négligeait le changement d'environnement : la maison n'est pas l'hôpital. Sa réussite aurait exigé que les parents copient le cuisinier hospitalier et que l'enfant ne quitte pas sa chambre. Ou bien la diététicienne, ajoutant l'ingéniosité à la compétence, adaptait le régime aux rythmes de vie de l'enfant et au mode de vie familial, proposait des aménagements personnalisés, prévoyait des options et des exceptions. Pour la surveillance du régime, l'enfant était renvoyé à son médecin traitant, qui n'était pas particulièrement formé pour cette mission. Les rares diététiciennes libérales ne pouvaient assurer ce suivi puisque leur travail n'était pas, et n'est toujours pas, reconnu par l'assurance maladie – ce qui est regrettable.

La mise en route d'une consultation spécifique

C'est dans ce contexte que le CHU de Dijon m'a demandé, en 1981, d'organiser une consultation pour aider les enfants porteurs d'un excès de poids à s'en défaire. Je bénéficiais d'un cursus qui associait des compétences en pédiatrie et médecine du sport à une formation en physiologie humaine, la discipline qui étudie le fonctionnement du corps humain, et en nutrition. Je pouvais compter sur la collaboration de Fuchette, diététicienne enthousiaste, avec laquelle j'avais réalisé des travaux de recherche sur la consommation alimentaire de l'enfant d'âge scolaire et organisé le suivi physiologique et alimentaire d'enfants sportifs.

Passionnés et déterminés, nous mettions au service de chaque enfant gros qui nous consultait tout ce que nous avions appris à faire. Ainsi, je dessinais son arbre généalogique en pointant tous les gros de sa famille pour apprécier le poids (!) de l'hérédité. Je traçais ses courbes de taille et de poids depuis sa naissance pour préciser à quelle date il était devenu trop gros. Je mesurais l'épaisseur de la graisse sous-cutanée derrière le triceps et sous la pointe de l'omoplate avec un compas d'épaisseur, de fabrication suisse, précision oblige. J'utilisais une formule savante pour convertir ces mesures en pourcentage de masse grasse (tissu adipeux) de façon à distinguer un excès de masse grasse d'un excès de masse maigre (muscles), ce qu'on fait tout aussi bien à l'œil nu ! Je mesurais avec un pied à coulisse l'écart entre les chevilles pour chiffrer l'intensité du *genu valgum*. J'appréciais la tolérance à l'effort de l'enfant en enregistrant sa fréquence cardiaque et sa pression artérielle pendant qu'il montait sur un tabouret d'une hauteur méticuleusement adaptée à sa taille, puis en descendait et recommençait au rythme d'un métronome. Parfois même, je le faisais pédaler sur une bicyclette ergométrique ou courir sur un tapis roulant après l'avoir équipé d'un masque respiratoire pour déterminer sa consommation maximale d'oxygène, donc ses capacités d'endurance. J'étais savant…

Je lui demandais ensuite de rédiger un semainier alimentaire. Il devait noter pendant sept jours tout ce qu'il mangeait en précisant les quantités réellement consommées. J'expliquais aux parents que le logiciel que nous avions élaboré, original à l'époque, convertirait les apports alimentaires en apports nutritionnels et que nous pourrions identifier les seuls aliments que l'enfant devrait consommer en plus faibles quantités sans chambouler toute son alimentation et sans recourir à un régime hypocalorique standard, irréaliste. Il bénéficierait ainsi de conseils très personnalisés, bien adaptés au mode de vie familial. Je proclamais avec fierté : « Dis-moi ce que tu manges, je te dirai ce que tu devras manger. » J'étais savant… Je lui enjoignais enfin de pratiquer un sport, et si possible plusieurs, pour favoriser un développement harmonieux, conformément à ce que j'avais appris et que je croyais bon.

À la réception du semainier, Fuchette colligeait soigneusement les aliments consommés et leurs quantités, puis saisissait cette liste au clavier de l'ordinateur dont la mémoire contenait une table de composition des aliments. Près d'une heure de travail pour Fuchette, quelques minutes (en 1981) pour l'ordinateur. Sur l'imprimante apparaissait un profil nutritionnel complet : apport énergétique (calories), variations de cet apport d'un jour à l'autre, apport en protides, lipides, glucides, fibres, vitamines et sels minéraux. Cet aspect quantitatif était complété par une analyse qualitative : calories consommées à chaque moment de la journée, calories provenant des lipides, du saccharose et de l'amidon (les fameux sucres lents), calories apportées par chaque groupe d'aliments. Nous comparions ce profil nutritionnel aux standards recommandés par les experts français en nutrition qui stipulaient, à la suite des américains, qu'il serait souhaitable qu'en alimentation humaine, les calories d'origine lipidique représentent 30 à 35 % du total, le saccharose moins de 10 % et le petit déjeuner 25 %. Nous repérions alors les déviations à corriger et Fuchette rédigeait des recommandations précises pour diminuer l'apport alimentaire global, donc les calories, tout en rapprochant le profil nutritionnel des standards recommandés. Tel enfant devait réduire le pain, tel autre renoncer au sirop ou alléger le repas du soir. Nous vérifiions que les modifications demandées ne réduiraient pas l'apport en calcium ou en fer ; nous conseillions même parfois à l'enfant gros de manger plus (!) de laitages et de viande. L'enfant repartait avec son profil nutritionnel et deux pages de recommandations diététiques, précises et personnalisées. Notre savoir-faire nous interdisait de proposer un traitement standard et nous obligeait à être compliqués. Nous étions savants…

Les résultats n'étaient pas spectaculaires. Quelquefois, chez des enfants très attentifs et dotés de parents très vigilants, l'excès de poids se résolvait lentement. Peut-être auraient-ils tout aussi bien guéri sans nous avoir rencontrés ! Ailleurs, l'excès de poids persistait, voire s'aggravait. Au fil des consultations, Fuchette s'échinait à affiner et à remanier ses conseils. En général, l'enfant perdait du poids puis en reprenait. Souvent, après quelques années de suivi, on le perdait de vue, ce qui signifie, dans le jargon médical, qu'il ne revenait plus en consultation. Les familles se décourageaient donc avant nous, ce qui nous évitait de perdre la face. Ayant le sentiment de bien faire, et même mieux, ce que nos maîtres nous avaient appris, nous estimions que la responsabilité des échecs incombait aux enfants soignés ou à leurs familles : « Ils ne font pas ce que nous leur disons de faire. »

Une évolution radicale

Notre art a évolué. Nous avons d'abord complété les conseils diététiques par des conseils comportementaux : régularité des horaires des repas, suppression des grignotages, prescription d'activités physiques. Ensuite, la personnalisation des conseils, qui nous avait semblé essentielle, nous est apparue compliquée et incontrôlable, et nous avons glissé en douceur vers des règles standardisées, simples et strictes, de maîtrise comportementale qui se sont avérées plus efficaces. Leur efficacité a progressivement réduit l'intérêt de la diététique que nous avons fini par écarter complètement. Dominique, qui a succédé à Fuchette, la diététicienne-qui-ne-faisait-plus-de-diététique-avec-les-enfants-gros, n'a eu besoin que de quelques semaines pour se (ré)former à son tour et adopter pleinement la méthode qui a été baptisée Papillote et que je considère maintenant comme quasiment achevée, quoique je l'enrichisse de plus en plus souvent d'une règle préliminaire n° 0, **je ne suis jamais seul à la maison**.

À l'issue de ce parcours, je conclus que la diététique est une méthode thérapeutique indispensable dans de nombreuses affections mais que son intérêt est très discutable pour traiter l'excès de poids d'un enfant.

Le temps de la relecture

Cette évolution, qui nous a fait délaisser les conseils diététiques personnalisés pour une méthode comportementale standardisée et stricte, me semble due à la conjonction de cinq facteurs singuliers.

L'expérience

Notre pratique initiale de jeunes professionnels zélés déclinait les connaissances acquises pendant nos études et s'inscrivait filialement dans le sillon de nos maîtres conformément au discours habituel, voire officiel, de l'époque : « Le traitement de l'excès de poids d'un enfant repose sur la diététique. » Nous nous sommes appliqués à suivre ce dogme, en essayant de le peaufiner.

Mais l'expérience progressivement acquise (3000 enfants rencontrés avec Fuchette puis avec Dominique) nous a autorisés à remettre en cause ce que nous avions appris. Il arrive un jour où l'expérience des élèves dépasse celle des maîtres. En outre, l'excès de poids de l'enfant est un phénomène en expansion récente et les auteurs des traités de pédiatrie qui en parlaient dans les années 1980 s'appuyaient sur une expérience limitée. Depuis vingt-sept ans, l'expérience collective dans ce domaine s'est effectivement accrue. Les connaissances relatives aux enfants gros se sont renforcées. Mais elles concernent davantage l'épidémiologie (définition de l'excès de poids, hérédité, diagnostic précoce, caractérisation des milieux socio-économiques à risque, analyse des facteurs favorisants) que les méthodes thérapeutiques, et ceci pour trois raisons. D'abord, il est plus facile de compter les gros et d'enquêter sur leur environnement que de les soigner. Ensuite, il est très difficile, peut-être même impossible, de mener des expérimentations rigoureuses qui compareraient les différents traitements proposés pour réduire les excès de poids. Enfin, ceux qui soignent les enfants gros sont si souvent en difficulté qu'ils ne voient pas très bien ce qu'ils pourraient écrire de bon ; ils s'abstiennent donc d'écrire. De sorte que ceux qui osent écrire à propos du traitement n'en ont parfois qu'une faible expérience clinique, laquelle contraste avec de bonnes connaissances livresques : leurs affirmations attestent souvent qu'ils parlent de choses qu'ils ont rencontrées dans les livres, mais non dans la vie.

L'autocritique

Lorsqu'un enfant gros que l'on soigne reste gros, il est plus confortable de se persuader qu'il n'a pas fait ce qu'on lui avait dit de faire que de mettre en cause la pertinence de ce qu'on lui avait dit de faire. Plusieurs facteurs ont servi la remise en question de notre pratique thérapeutique.

• Consultés de plus en plus souvent par des enfants précédemment aidés sans succès par d'autres médecins et diététiciennes qui travaillaient sensiblement comme nous, nous étions nécessairement incités à explorer d'autres voies thérapeutiques, sauf à considérer que, par la simple grâce du changement de tête du thérapeute, ce qui avait échoué avec d'autres réussirait avec nous.

• Mon activité universitaire d'enseignement et de recherche ne concerne pas le traitement des enfants gros de sorte que je n'ai pas eu pendant longtemps à parler ni à écrire sur ce sujet. Si je l'avais fait plus tôt, j'aurais probablement, par défaut d'expérience, répété ce que j'avais appris : « Le traitement de l'excès de poids repose sur la diététique et le sport. » Or il est plus difficile de modifier une pratique professionnelle si on l'a enseignée. Quand on a expliqué à ses élèves ou publié dans des revues médicales que l'enfant gros commettait toujours des erreurs alimentaires, qu'il fallait impérativement lui interdire les boissons sucrées et les bonbons, ou qu'il devait absolument faire du sport, on se limite dans sa capacité à évoluer. Inconsciemment enclin à défendre ses écrits, on en devient otage.

• Avec mes collaboratrices successives, nous avons eu la chance de pouvoir organiser nos consultations en consacrant à chaque enfant le temps nécessaire pour qu'il puisse, ainsi que ses parents, parler autant qu'ils le souhaitaient. Ce sont eux qui nous ont appris qu'un enfant ne pouvait appliquer correctement des conseils diététiques en mangeant chaque semaine dans trois ou quatre lieux de vie distincts ; qu'un enfant de fratrie nombreuse ne pouvait suivre durablement un régime sauf à imposer indûment celui-ci à ses frères et sœurs ; que la vie d'un enfant était bien différente pendant le week-end et pendant la semaine ; que le calendrier sportif s'interrompait pendant les congés scolaires ; que tous les villages de Côte-d'Or ne disposaient pas d'un club d'aviron, sport idéal pour maigrir ; que le footballeur gros était souvent lent et pénalisait son équipe ; que la mobilisation des parents au service de leur enfant ne dépendait pas de leur niveau d'études ; qu'un enfant seul chez lui était souvent inquiet et que l'anxiété, qu'il n'osait pas évoquer, le poussait à manger ; que les vins d'honneur étaient une horreur pour les gros ; que la raclette était une catastrophe pour le convive gros ; que la tentation agressait la volonté ; que des grands-parents pouvaient être malveillants en croyant faire du bien.

À force d'entendre décliner les mêmes difficultés, nous avons pris conscience que notre proposition initiale – diététique personnalisée et sport – n'était pas raisonnable. C'est elle qui était défectueuse et non pas ses défauts d'application. A *posteriori*, j'ai honte de ne pas avoir envisagé plus tôt ces difficultés, tant elles sont évidentes et inévitables. L'invraisemblable aveuglement de notre parti pris initial n'a pas résisté à l'écoute des enfants gros. Affirmer que 90 % du contenu de ce livre provient de la prise en compte de la parole des enfants et de leurs parents pourrait apparaître hardi. Le lecteur a pu repérer que c'est pourtant la vérité. Les 10 % restants sont des connaissances livresques ou universitaires et des réflexions originales.

• L'activité médicale hospitalière (salaire mensuel fixe) permet plus facilement d'explorer des pistes de réflexion que l'on croit bonnes pour le patient mais qui s'écartent de la pratique commune, quitte à apparaître quelque peu déviant. C'est plus difficile pour un médecin libéral qui peut craindre, s'il ne va pas dans le sens du temps, des modes ou simplement du discours ambiant, que son patient, par ailleurs client, se détourne de lui.

La reconnaissance d'une erreur

De 1880 environ jusqu'à 1980, la consommation alimentaire dans les pays occidentaux devenus riches a été bouleversée : effondrement de la consommation de pain, des autres produits céréaliers et des légumes secs, diminution de la consommation de pommes de terre, augmentation de la consommation des viandes, des graisses isolées (huile et beurre) et du sucre. Cette évolution alimentaire, étendue sur un siècle, a transformé le profil nutritionnel des populations concernées, notamment de la population française : davantage de lipides et de saccharose, moins d'amidon et de fibres. Cette évolution des profils nutritionnels favorise la survenue des maladies cardiovasculaires, des caries dentaires et de certains cancers.

Or, les excès de poids dans l'enfance, rares jusqu'en 1980, sont devenus plus fréquents depuis cette date. Beaucoup de médecins ont proposé de les soigner en diminuant spécifiquement dans leur alimentation les calories provenant des lipides et du saccharose, avec l'idée de faire coup double : réduire leur excès de poids et diminuer les facteurs de risque vis-à-vis des maladies précitées. C'est ce que nous faisions avec Fuchette à l'époque de nos conseils diététiques personnalisés. L'objectif en fait était même triple : diminuer l'apport calorique, rééquilibrer le profil nutritionnel et personnaliser les conseils.

Autrement dit, notre attitude thérapeutique vis-à-vis des enfants gros a été polluée par la notion récente, au demeurant ambiguë, d'équilibre alimentaire ou d'équilibre nutritionnel. La prévention par l'alimentation des maladies cardiovasculaires et des cancers incite à consommer moins de graisses d'origine animale, davantage de fibres alimentaires, et davantage de légumes et de fruits (Voir les recommandations du « Programme national nutrition-santé » mis en place en 2001 et renouvelé en 2006). Mais ce rééquilibrage de la ration, dont on espère un éventuel bénéfice dans le long terme, peut parfaitement attendre un ou deux ans que l'enfant gros soit guéri. Le traitement de l'excès de poids est difficile. Faut-il augmenter cette difficulté en poursuivant simultanément un autre objectif, de prévention celui-là, que l'on peut différer légèrement ? Le rééquilibrage de la ration alimentaire suppose d'ailleurs une modification de l'alimentation familiale sur laquelle l'enfant a peu de prise. Enfin, en demandant à l'enfant de réduire dans son alimentation précisément ce qui lui plaît le plus (gras et sucré), on le frustre. Or la psychologie enseigne qu'une phase de frustration trop intense est souvent suivie d'une phase de laisser-aller qui peut aggraver la situation initiale.

Cette obsession – rééquilibrer le profil nutritionnel pour qu'il soit

moins gras et moins sucré – a même conduit de nombreux nutritionnistes à incriminer le gras et le sucré dans la survenue de l'excès de poids. Ce glissement d'une proposition thérapeutique vers une explication étiologique (relative à la cause) est compréhensible. À force de demander aux enfants gros de manger moins gras et moins sucré pour guérir, ces nutritionnistes se sont convaincus qu'un enfant devenait gros quand il mangeait… trop gras et trop sucré. Ils se sont confortés dans cette attitude par le raisonnement simpliste suivant : « Les enfants d'aujourd'hui mangent plus gras et plus sucré que ceux d'autrefois, il y a davantage d'enfants gros aujourd'hui, donc le gras et le sucré rendent les enfants gros. »
De cette analyse découle l'invention des erreurs alimentaires. L'enfant gros a été accusé d'être devenu gros parce qu'il commettait des erreurs : il mangeait trop gras, trop sucré ; plus globalement, il mangeait mal, voire il bouffait mal. Cette analyse culpabilisante, aux relents moraux injustifiés, a encore des défenseurs.

La responsabilité de cette erreur alimentaire (trop gras et trop sucré) dans l'excès de poids de l'enfant est… une erreur. Cette affirmation, qui pourra sembler iconoclaste, s'appuie sur deux arguments majeurs trop souvent occultés.

• Premièrement, le profil nutritionnel moyen de la population et le nombre des enfants gros n'ont pas évolué parallèlement. Depuis 1980, la part des lipides et du saccharose dans la ration alimentaire s'est stabilisée.
Schématiquement, le gras enlevé de certains aliments est ajouté dans d'autres mais l'apport lipidique total n'évolue plus. Or, depuis 1980, le nombre des enfants gros augmente régulièrement. Autrement dit :

	Place du gras et du sucré dans l'alimentation	Nombre des enfants trop gros
De 1880 à 1980	Croissant	Faible et stable
De 1980 à 2007	Élevé et stable	Croissant

On peine à corréler l'évolution du sucre et des graisses dans la ration moyenne (augmentation puis stabilisation) et celle du nombre des enfants gros (peu nombreux puis très nombreux). Il est intellectuellement bien difficile d'établir un lien de cause à effet entre un phénomène qui a crû et ne croît plus et un autre qui croît depuis que le premier ne croît plus ! Celui qui voudrait expliquer la progression depuis 1980 du nombre des enfants gros par une caractéristique de leur alimentation devrait en identifier non pas une qui est stabilisée depuis cette date mais une qui a progressé depuis 1980, par exemple : hypermarchés, produits allégés, produits tout prêts, surgelés, restauration rapide, self-services scolaires, distributeurs ou rites modernes (raclette, multicrêpes, apéritif dînatoire et collation en maternelle).

• Ensuite, la réalisation de semainiers alimentaires chez des enfants gros, mais également chez des enfants qui ne le sont pas, ne permet pas de trouver des différences significatives et constantes entre l'alimentation des deux groupes. Pour dire simplement les choses, il y a des enfants gros qui mangent très gras et très sucré et des enfants qui ne sont pas gros et qui mangent tout aussi gras et tout aussi sucré. Il y a aussi des enfants gros qui ne mangent ni gras ni sucré mais qui mangent surtout des féculents. Quand on présente ces résultats à certains nutritionnistes persuadés de la place du gras et du sucré dans l'excès de poids des enfants, ils arguent que les enfants gros ne disent pas tout ce qu'ils mangent. Autrement dit l'enfant gros serait non seulement gros mais aussi… menteur.

Le respect des lois de la bioénergétique

Chargé d'enseigner la bioénergétique le lundi à des étudiants en médecine, je leur explique donc comment les lois de la conservation de l'énergie s'appliquent à l'espèce humaine. Je ne peux pas changer d'avis le mercredi quand je reçois des enfants trop gros en consultation. Ce qui est vrai pour des étudiants en médecine l'est également pour des enfants gros.

Que dit la bioénergétique ? L'énergie apportée par les nutriments (lipides, glucides, protides, alcool) contenus dans les aliments est dépensée pour faire fonctionner l'organisme. Si les apports en énergie sont supérieurs aux dépenses, l'excès est stocké sous forme de graisses (tissu adipeux) à raison d'un gramme de tissu adipeux pour 7 kilocalories d'excès. Et inversement : tout déficit d'apport par rapport aux dépenses entraîne un prélèvement dans les réserves à raison d'un gramme de tissu adipeux pour 7 kilocalories de déficit. Il n'y a aucun mystère là-dedans, heureusement pour la validité des lois de conservation de l'énergie, malheureusement pour les gros qui aimeraient maigrir sans manger moins ni dépenser plus.

Un enfant est gros parce que, pendant des années, il a consommé chaque jour quelques kilocalories de plus qu'il n'en a dépensées. Quand la prise de poids excessive est de 1 kg en un an, le déséquilibre entre les apports et les dépenses est de l'ordre de 1 %. Ce discret excédent calorique peut provenir d'une demi-cuiller d'huile, d'une tranche de pain ou d'un sucre par jour. Les supputations habituelles sur la cause de l'excès de poids de l'enfant portent sur le contenu de chacun des deux plateaux de la balance énergétique, celui des apports et celui des dépenses. L'interrogation fondamentale, pour l'instant sans réponse satisfaisante, est plutôt : « Pourquoi l'équilibre spontané de la balance n'est-il plus assuré chez un nombre croissant d'enfants des sociétés riches alors qu'il reste assuré chez les autres ? »

Quand il dépense des calories ou qu'il les met en réserve, l'organisme n'en connaît plus l'origine alimentaire. Pour grossir il faut et il suffit de déséquilibrer la balance énergétique dans le sens d'un excès d'apport par rapport aux dépenses. Peu importe l'origine des calories. Inversement, pour perdre un excès de poids, il faut et il suffit de déséquilibrer la balance énergétique dans le sens d'un excès de dépenses par rapport aux apports.

Le fondement nutritionnel de la méthode Papillote est une simple application de la bioénergétique. On peut perdre du poids en mangeant comme avant, qualitativement, mais moins qu'avant, quantitativement. On améliore la vitesse de guérison en dépensant plus qu'avant, par la marche, activité physique fondamentale du bipède humain.

La prise en compte des stimulations sensorielles

En écoutant les enfants gros, j'ai progressivement pris conscience de la grande difficulté qu'ils éprouvaient à ne pas manger lorsqu'ils rencontraient des aliments ou simplement lorsqu'ils savaient que ceux-ci étaient facilement disponibles. Dans un internat spécialisé, les enfants trop gros perdent du poids parce que leur accès aux aliments est limité. Cette observation rejoint un enseignement traditionnel sur le comportement alimentaire : le rat affamé ne mange pas sa cage. Autrement dit, même quand on a faim, on ne mange pas lorsqu'il n'y pas d'aliments disponibles.

Un travail de recherche récent sur la formation des préférences alimentaires chez l'enfant, qui a débouché sur une collaboration heureuse avec des chercheurs de l'Institut national de la recherche agronomique et du Centre européen des sciences du goût de Dijon, m'a convaincu que j'avais été, comme d'autres médecins, très longtemps polarisé sur les caractéristiques nutritionnelles (lipides, glucides, protides...) des aliments et peu attentif à leurs aspects sensoriels. Les enfants sont attirés par les couleurs, les odeurs, les saveurs et les textures des aliments, et non par leur composition nutritionnelle.

Le discret excès des apports énergétiques par rapport aux dépenses, observé chez certains enfants, pourrait bien être une conséquence de l'augmentation des sollicitations sensorielles et de leur permanence dans l'environnement des enfants. C'est en effet une caractéristique de l'alimentation des dernières décennies : publicités, réfrigérateurs, cuisines ouvertes sur séjours, aliments prêts à être consommés, distributeurs-provocateurs, gondoles de friandises aux caisses des supermarchés, apéritifs et rites voisins. Le cerveau, qui assure le délicat équilibre entre les apports et les dépenses énergétiques en intégrant les données sensorielles provenant des aliments et en les confrontant à l'énergie qu'ils libèrent après la digestion (phénomène de la satiété conditionnée), est perturbé par l'abondance de ces sollicitations même si, heureusement, l'enfant n'y succombe pas toujours. Ce serait l'abus des sollicitations permanentes, sucrées ou salées, odorantes, colorées, onctueuses ou craquantes qui dérèglerait cette balance énergétique et conduirait à un léger excès des apports énergétiques, une bouchée de trop, quel qu'en soit le contenu nutritionnel.

Le fondement comportemental de la méthode Papillote est une réduction des sollicitations sensorielles physiologiquement inutiles – car détournées par des intérêts commerciaux de leur rôle dans la prise alimentaire – que les aliments adressent à l'enfant. Elle nécessite une aide constante de son entourage. Cette aide est essentielle. Un enfant ne guérit pas d'un excès de poids si son entourage ne se met pas à son service.

Annexes

Annexe 1

Tableau des poids limites

Mode d'emploi

- On cherche l'âge de l'enfant, puis sa taille (à côté ou en dessous).
- Sous la taille, on lit le poids limite pour les garçons.
- En dessous, on lit le poids limite pour les filles.

Exemple

À 11 ans 9 mois, le poids limite est de :

- 44,6 kg pour une fille de 143 cm
- 59,6 kg pour un garçon de 165 cm.

11 ans 9 mois	**Taille**		**132**	**133**	**134**	**135**	**136**	**137**	**138**	**139**	**140**	**141**	**142**	**143**
	Garçons		38,1	38,7	39,3	39,9	40,5	41,1	41,7	42,3	42,9	43,5	44,1	44,7
	Filles		38,0	38,6	39,2	39,7	40,3	40,9	41,5	42,1	42,7	43,4	44,0	44,6
Taille	144	145	146	147	148	149	150	151	152	153	154	155	156	157
Garçons	45,4	46,0	46,6	47,3	47,9	48,6	49,2	49,9	50,6	51,2	51,9	52,6	53,2	53,9
Filles	45,2	45,9	46,5	47,1	47,8	48,4	49,1	49,7	50,4	51,1	51,7	52,4	53,1	53,8
Taille	158	159	160	161	162	163	164	165	166	167	168	169	170	171
Garçons	54,6	55,3	56,0	56,7	57,4	58,1	58,8	59,6	60,3	61,0	61,8	62,5	63,2	64,0
Filles	54,4	55,1	55,8	56,5	57,2	57,9	58,7	59,4	60,1	60,8	61,6	62,3	63,0	63,8

Remarque 1. Les valeurs de P/T^2 qui ont permis ces calculs proviennent des courbes de corpulence établies pour les enfants français. Il existe plusieurs versions de ces courbes dont l'usage conduit à des résultats légèrement différents.

Remarque 2. Les valeurs de P/T^2 qui définissent l'obésité de degré 1 (alias surpoids) sont de 25 kg/m² à 15 ans et légèrement supérieures à 25 kg/m² entre 15 et 18 ans. Mais, à partir de 18 ans, âge adulte, 25 kg/m² est la limite du surpoids. Par souci d'harmonisation, on a stabilisé les poids limites à partir de 15 ans en utilisant le P/T^2 de 25 kg/m².

L'enfant trop gros est un enfant à risque d'être... encore plus gros

					Taille	**76**	**77**	**78**	**79**	**80**	**81**	**82**	**83**	**84**
2 ans					Garçons	11,2	11,5	11,8	12,1	12,4	12,7	13,1	13,4	13,7
					Filles	10,9	11,2	11,5	11,8	12,1	12,4	12,7	13,0	13,3
Taille	**85**	**86**	**87**	**88**	**89**	**90**	**91**	**92**	**93**	**94**	**95**	**96**	**97**	**98**
Garçons	14,0	14,4	14,7	15,0	15,4	15,7	16,1	16,4	16,8	17,2	17,5	17,9	18,3	18,7
Filles	13,7	14,0	14,3	14,6	15,0	15,3	15,7	16,0	16,3	16,7	17,1	17,4	17,8	18,2
					Taille	**77**	**78**	**79**	**80**	**81**	**82**	**83**	**84**	**85**
2 ans et 1 mois					Garçons	11,5	11,8	12,1	12,4	12,7	13,0	13,3	13,6	14,0
					Filles	11,2	11,4	11,7	12,0	12,3	12,6	13,0	13,3	13,6
Taille	**86**	**87**	**88**	**89**	**90**	**91**	**92**	**93**	**94**	**95**	**96**	**97**	**98**	**99**
Garçons	14,3	14,6	15,0	15,3	15,7	16,0	16,4	16,7	17,1	17,4	17,8	18,2	18,6	18,9
Filles	13,9	14,2	14,6	14,9	15,2	15,6	15,9	16,3	16,6	17,0	17,3	17,7	18,1	18,4
					Taille	**78**	**79**	**80**	**81**	**82**	**83**	**84**	**85**	**86**
2 ans et 2 mois					Garçons	11,7	12,0	12,3	12,6	12,9	13,2	13,6	13,9	14,2
					Filles	11,4	11,7	12,0	12,3	12,6	12,9	13,2	13,5	13,9
Taille	**87**	**88**	**89**	**90**	**91**	**92**	**93**	**94**	**95**	**96**	**97**	**98**	**99**	**100**
Garçons	14,6	14,9	15,2	15,6	15,9	16,3	16,6	17,0	17,4	17,7	18,1	18,5	18,8	19,2
Filles	14,2	14,5	14,8	15,2	15,5	15,9	16,2	16,5	16,9	17,3	17,6	18,0	18,4	18,7
					Taille	**79**	**80**	**81**	**82**	**83**	**84**	**85**	**86**	**87**
2 ans et 3 mois					Garçons	11,9	12,2	12,6	12,9	13,2	13,5	13,8	14,2	14,5
					Filles	11,6	11,9	12,2	12,5	12,9	13,2	13,5	13,8	14,1
Taille	**88**	**89**	**90**	**91**	**92**	**93**	**94**	**95**	**96**	**97**	**98**	**99**	**100**	**101**
Garçons	14,8	15,2	15,5	15,8	16,2	16,6	16,9	17,3	17,6	18,0	18,4	18,8	19,1	19,5
Filles	14,5	14,8	15,1	15,5	15,8	16,1	16,5	16,8	17,2	17,6	17,9	18,3	18,7	19,0
					Taille	**80**	**81**	**82**	**83**	**84**	**85**	**86**	**87**	**88**
2 ans et 4 mois					Garçons	12,2	12,5	12,8	13,1	13,4	13,8	14,1	14,4	14,7
					Filles	11,9	12,2	12,5	12,8	13,1	13,4	13,8	14,1	14,4
Taille	**89**	**90**	**91**	**92**	**93**	**94**	**95**	**96**	**97**	**98**	**99**	**100**	**101**	**102**
Garçons	15,1	15,4	15,8	16,1	16,5	16,8	17,2	17,5	17,9	18,3	18,7	19,0	19,4	19,8
Filles	14,7	15,1	15,4	15,7	16,1	16,4	16,8	17,1	17,5	17,9	18,2	18,6	19,0	19,4
					Taille	**80**	**81**	**82**	**83**	**84**	**85**	**86**	**87**	**88**
2 ans et 5 mois					Garçons	12,1	12,4	12,7	13,1	13,4	13,7	14,0	14,3	14,7
					Filles	11,9	12,2	12,5	12,8	13,1	13,4	13,7	14,0	14,3
Taille	**89**	**90**	**91**	**92**	**93**	**94**	**95**	**96**	**97**	**98**	**99**	**100**	**101**	**102**
Garçons	15,0	15,3	15,7	16,0	16,4	16,7	17,1	17,5	17,8	18,2	18,6	19,0	19,3	19,7
Filles	14,7	15,0	15,3	15,7	16,0	16,4	16,7	17,1	17,4	17,8	18,2	18,5	18,9	19,3
					Taille	**81**	**82**	**83**	**84**	**85**	**86**	**87**	**88**	**89**
2 ans et demi					Garçons	12,4	12,7	13,0	13,3	13,6	13,9	14,3	14,6	14,9
					Filles	12,1	12,4	12,7	13,0	13,3	13,7	14,0	14,3	14,6
Taille	**90**	**91**	**92**	**93**	**94**	**95**	**96**	**97**	**98**	**99**	**100**	**101**	**102**	**103**
Garçons	15,3	15,6	16,0	16,3	16,7	17,0	17,4	17,7	18,1	18,5	18,9	19,2	19,6	20,0
Filles	15,0	15,3	15,6	16,0	16,3	16,7	17,0	17,4	17,7	18,1	18,5	18,8	19,2	19,6
					Taille	**82**	**83**	**84**	**85**	**86**	**87**	**88**	**89**	**90**
2 ans et 7 mois					Garçons	12,6	12,9	13,2	13,6	13,9	14,2	14,5	14,9	15,2
					Filles	12,4	12,7	13,0	13,3	13,6	13,9	14,3	14,6	14,9
Taille	**91**	**92**	**93**	**94**	**95**	**96**	**97**	**98**	**99**	**100**	**101**	**102**	**103**	**104**
Garçons	15,5	15,9	16,2	16,6	16,9	17,3	17,7	18,0	18,4	18,8	19,1	19,5	19,9	20,3
Filles	15,2	15,6	15,9	16,3	16,6	17,0	17,3	17,7	18,0	18,4	18,8	19,2	19,5	19,9
					Taille	**83**	**84**	**85**	**86**	**87**	**88**	**89**	**90**	**91**
2 ans et 8 mois					Garçons	12,9	13,2	13,5	13,8	14,1	14,5	14,8	15,1	15,5
					Filles	12,6	13,0	13,3	13,6	13,9	14,2	14,5	14,9	15,2
Taille	**92**	**93**	**94**	**95**	**96**	**97**	**98**	**99**	**100**	**101**	**102**	**103**	**104**	**105**
Garçons	15,8	16,2	16,5	16,9	17,2	17,6	17,9	18,3	18,7	19,1	19,4	19,8	20,2	20,6
Filles	15,5	15,9	16,2	16,6	16,9	17,3	17,6	18,0	18,4	18,7	19,1	19,5	19,9	20,2
					Taille	**84**	**85**	**86**	**87**	**88**	**89**	**90**	**91**	**92**
2 ans et 9 mois					Garçons	13,1	13,4	13,8	14,1	14,4	14,7	15,1	15,4	15,7
					Filles	12,9	13,2	13,5	13,9	14,2	14,5	14,8	15,2	15,5
Taille	**93**	**94**	**95**	**96**	**97**	**98**	**99**	**100**	**101**	**102**	**103**	**104**	**105**	**106**
Garçons	16,1	16,4	16,8	17,1	17,5	17,9	18,2	18,6	19,0	19,4	19,7	20,1	20,5	20,9
Filles	15,8	16,2	16,5	16,9	17,2	17,6	18,0	18,3	18,7	19,1	19,4	19,8	20,2	20,6

2 ans et			**Taille**	**84**	**85**	**86**	**87**	**88**	**89**	**90**	**91**	**92**	**93**	**94**
10 mois			Garçons	13,1	13,4	13,7	14,0	14,3	14,7	15,0	15,3	15,7	16,0	16,4
			Filles	12,9	13,2	13,5	13,8	14,2	14,5	14,8	15,1	15,5	15,8	16,2
Taille	**95**	**96**	**97**	**98**	**99**	**100**	**101**	**102**	**103**	**104**	**105**	**106**	**107**	**108**
Garçons	16,7	17,1	17,4	17,8	18,2	18,5	18,9	19,3	19,6	20,0	20,4	20,8	21,2	21,6
Filles	16,5	16,8	17,2	17,6	17,9	18,3	18,6	19,0	19,4	19,8	20,2	20,5	20,9	21,3
2 ans et			**Taille**	**85**	**86**	**87**	**88**	**89**	**90**	**91**	**92**	**93**	**94**	**95**
11 mois			Garçons	13,3	13,7	14,0	14,3	14,6	15,0	15,3	15,6	16,0	16,3	16,7
			Filles	13,2	13,5	13,8	14,1	14,5	14,8	15,1	15,4	15,8	16,1	16,5
Taille	**96**	**97**	**98**	**99**	**100**	**101**	**102**	**103**	**104**	**105**	**106**	**107**	**108**	**109**
Garçons	17,0	17,4	17,7	18,1	18,5	18,8	19,2	19,6	20,0	20,4	20,7	21,1	21,5	21,9
Filles	16,8	17,2	17,5	17,9	18,3	18,6	19,0	19,4	19,7	20,1	20,5	20,9	21,3	21,7
			Taille	**86**	**87**	**88**	**89**	**90**	**91**	**92**	**93**	**94**	**95**	**96**
3 ans			Garçons	13,6	13,9	14,2	14,6	14,9	15,2	15,6	15,9	16,3	16,6	17,0
			Filles	13,5	13,8	14,1	14,4	14,8	15,1	15,4	15,8	16,1	16,4	16,8
Taille	**97**	**98**	**99**	**100**	**101**	**102**	**103**	**104**	**105**	**106**	**107**	**108**	**109**	**110**
Garçons	17,3	17,7	18,0	18,4	18,8	19,1	19,5	19,9	20,3	20,7	21,1	21,5	21,9	22,3
Filles	17,1	17,5	17,9	18,2	18,6	19,0	19,3	19,7	20,1	20,5	20,9	21,3	21,6	22,0
3 ans et			**Taille**	**87**	**88**	**89**	**90**	**91**	**92**	**93**	**94**	**95**	**96**	**97**
1 mois			Garçons	13,9	14,2	14,6	14,9	15,2	15,5	15,9	16,2	16,6	16,9	17,3
			Filles	13,8	14,1	14,4	14,7	15,1	15,4	15,7	16,1	16,4	16,8	17,1
Taille	**98**	**99**	**100**	**101**	**102**	**103**	**104**	**105**	**106**	**107**	**108**	**109**	**110**	**111**
Garçons	17,6	18,0	18,4	18,7	19,1	19,5	19,9	20,3	20,6	21,0	21,4	21,8	22,2	22,6
Filles	17,5	17,8	18,2	18,6	18,9	19,3	19,7	20,1	20,4	20,8	21,2	21,6	21,0	22,4
3 ans et			**Taille**	**88**	**89**	**90**	**91**	**92**	**93**	**94**	**95**	**96**	**97**	**98**
2 mois			Garçons	14,2	14,5	14,9	15,2	15,5	15,9	16,2	16,6	16,9	17,3	17,6
			Filles	14,1	14,4	14,7	15,0	15,4	15,7	16,0	16,4	16,7	17,1	17,4
Taille	**99**	**100**	**101**	**102**	**103**	**104**	**105**	**106**	**107**	**108**	**109**	**110**	**111**	**112**
Garçons	18,0	18,3	18,7	19,1	19,5	19,8	20,2	20,6	21,0	21,4	21,8	22,2	22,6	23,0
Filles	17,8	18,2	18,5	18,9	19,3	19,6	20,0	20,4	20,8	21,2	21,6	22,0	22,4	22,8
3 ans et			**Taille**	**88**	**89**	**90**	**91**	**92**	**93**	**94**	**95**	**96**	**97**	**98**
3 mois			Garçons	14,2	14,5	14,8	15,2	15,5	15,8	16,2	16,5	16,9	17,2	17,6
			Filles	14,0	14,4	14,7	15,0	15,3	15,7	16,0	16,4	16,7	17,1	17,4
Taille	**99**	**100**	**101**	**102**	**103**	**104**	**105**	**106**	**107**	**108**	**109**	**110**	**111**	**112**
Garçons	18,0	18,3	18,7	19,1	19,4	19,8	20,2	20,6	21,0	21,4	21,8	22,2	22,6	23,0
Filles	17,8	18,1	18,5	18,9	19,2	19,6	20,0	20,4	20,8	21,1	21,5	21,9	22,3	22,7
3 ans et			**Taille**	**89**	**90**	**91**	**92**	**93**	**94**	**95**	**96**	**97**	**98**	**99**
4 mois			Garçons	14,5	14,8	15,1	15,5	15,8	16,2	16,5	16,9	17,2	17,6	17,9
			Filles	14,3	14,7	15,0	15,3	15,7	16,0	16,3	16,7	17,0	17,4	17,7
Taille	**100**	**101**	**102**	**103**	**104**	**105**	**106**	**107**	**108**	**109**	**110**	**111**	**112**	**113**
Garçons	18,3	18,7	19,0	19,4	19,8	20,2	20,6	20,9	21,3	21,7	22,1	22,5	22,9	23,4
Filles	18,1	18,5	18,8	19,2	19,6	20,0	20,3	20,7	21,1	21,5	21,9	22,3	22,7	23,1
3 ans et			**Taille**	**89**	**90**	**91**	**92**	**93**	**94**	**95**	**96**	**97**	**98**	**99**
5 mois			Garçons	14,5	14,8	15,1	15,5	15,8	16,1	16,5	16,8	17,2	17,5	17,9
			Filles	14,3	14,6	15,0	15,3	15,6	16,0	16,3	16,7	17,0	17,4	17,7
Taille	**100**	**101**	**102**	**103**	**104**	**105**	**106**	**107**	**108**	**109**	**110**	**111**	**112**	**113**
Garçons	18,3	18,6	19,0	19,4	19,8	20,1	20,5	20,9	21,3	21,7	22,1	22,5	22,9	23,3
Filles	18,1	18,4	18,8	19,2	19,5	19,9	20,3	20,7	21,1	21,5	21,9	22,3	22,7	23,1
3 ans et			**Taille**	**89**	**90**	**91**	**92**	**93**	**94**	**95**	**96**	**97**	**98**	**99**
demi			Garçons	14,4	14,8	15,1	15,4	15,8	16,1	16,5	16,8	17,2	17,5	17,9
			Filles	14,3	14,6	14,9	15,3	15,6	15,9	16,3	16,6	17,0	17,3	17,7
Taille	**100**	**101**	**102**	**103**	**104**	**105**	**106**	**107**	**108**	**109**	**110**	**111**	**112**	**113**
Garçons	18,2	18,6	19,0	19,4	19,7	20,1	20,5	20,9	21,3	21,7	22,1	22,5	22,9	23,3
Filles	18,1	18,4	18,8	19,1	19,5	19,9	20,3	20,7	21,1	21,4	21,8	22,2	22,6	23,0
3 ans et			**Taille**	**90**	**91**	**92**	**93**	**94**	**95**	**96**	**97**	**98**	**99**	**100**
7 mois			Garçons	14,8	15,1	15,4	15,7	16,1	16,4	16,8	17,1	17,5	17,8	18,2
			Filles	14,6	14,9	15,3	15,6	15,9	16,3	16,6	17,0	17,3	17,7	18,0
Taille	**101**	**102**	**103**	**104**	**105**	**106**	**107**	**108**	**109**	**110**	**111**	**112**	**113**	**114**
Garçons	18,6	18,9	19,3	19,7	20,1	20,5	20,8	21,2	21,6	22,0	22,4	22,8	23,3	23,7
Filles	18,4	18,7	19,1	19,5	19,9	20,2	20,6	21,0	21,4	21,8	22,2	22,6	23,0	23,4

3 ans et 8 mois	**Taille**	**90**	**91**	**92**	**93**	**94**	**95**	**96**	**97**	**98**	**99**	**100**	**101**
	Garçons	14,7	15,1	15,4	15,7	16,1	16,4	16,8	17,1	17,5	17,8	18,2	18,6
	Filles	14,6	14,9	15,2	15,6	15,9	16,2	16,6	16,9	17,3	17,6	18,0	18,4
Taille	**102**	**103**	**104**	**105**	**106**	**107**	**108**	**109**	**110**	**111**	**112**	**113**	**114**	**115**
Garçons	18,9	19,3	19,7	20,1	20,4	20,8	21,2	21,6	22,0	22,4	22,8	23,2	23,6	24,1
Filles	18,7	19,1	19,5	19,8	20,2	20,6	21,0	21,4	21,8	22,2	22,6	23,0	23,4	23,8
3 ans et 9 mois	**Taille**	**91**	**92**	**93**	**94**	**95**	**96**	**97**	**98**	**99**	**100**	**101**	**102**
	Garçons	15,0	15,4	15,7	16,0	16,4	16,7	17,1	17,4	17,8	18,2	18,5	18,9
	Filles	14,9	15,2	15,6	15,9	16,2	16,6	16,9	17,3	17,6	18,0	18,3	18,7
Taille	**103**	**104**	**105**	**106**	**107**	**108**	**109**	**110**	**111**	**112**	**113**	**114**	**115**	**116**
Garçons	19,3	19,6	20,0	20,4	20,8	21,2	21,6	22,0	22,4	22,8	23,2	23,6	24,0	24,4
Filles	19,1	19,4	19,8	20,2	20,6	21,0	21,4	21,8	22,2	22,6	23,0	23,4	23,8	24,2
3 ans et 10 mois	**Taille**	**91**	**92**	**93**	**94**	**95**	**96**	**97**	**98**	**99**	**100**	**101**	**102**
	Garçons	15,0	15,4	15,7	16,0	16,4	16,7	17,1	17,4	17,8	18,1	18,5	18,9
	Filles	14,9	15,2	15,5	15,9	16,2	16,6	16,9	17,2	17,6	18,0	18,3	18,7
Taille	**103**	**104**	**105**	**106**	**107**	**108**	**109**	**110**	**111**	**112**	**113**	**114**	**115**	**116**
Garçons	19,2	19,6	20,0	20,4	20,8	21,2	21,6	21,9	22,4	22,8	23,2	23,6	24,0	24,4
Filles	19,1	19,4	19,8	20,2	20,6	20,9	21,3	21,7	22,1	22,5	22,9	23,3	23,8	24,2
3 ans et 11 mois	**Taille**	**92**	**93**	**94**	**95**	**96**	**97**	**98**	**99**	**100**	**101**	**102**	**103**
	Garçons	15,3	15,7	16,0	16,4	16,7	17,0	17,4	17,8	18,1	18,5	18,9	19,2
	Filles	15,2	15,5	15,9	16,2	16,5	16,9	17,2	17,6	17,9	18,3	18,7	19,0
Taille	**104**	**105**	**106**	**107**	**108**	**109**	**110**	**111**	**112**	**113**	**114**	**115**	**116**	**117**
Garçons	19,6	20,0	20,4	20,7	21,1	21,5	21,9	22,3	22,7	23,1	23,5	24,0	24,4	24,9
Filles	19,4	19,8	20,2	20,5	20,9	21,3	21,7	22,1	22,5	22,9	23,3	23,7	24,1	24,6
4 ans	**Taille**	**92**	**93**	**94**	**95**	**96**	**97**	**98**	**99**	**100**	**101**	**102**	**103**
	Garçons	15,3	15,7	16,0	16,3	16,7	17,0	17,4	17,7	18,1	18,5	18,8	19,2
	Filles	15,2	15,5	15,8	16,2	16,5	16,9	17,2	17,6	17,9	18,3	18,6	19,0
Taille	**104**	**105**	**106**	**107**	**108**	**109**	**110**	**111**	**112**	**113**	**114**	**115**	**116**	**117**
Garçons	19,6	20,0	20,3	20,7	21,1	21,5	21,9	22,3	22,7	23,1	23,5	23,9	24,4	24,8
Filles	19,4	19,8	20,1	20,5	20,9	21,3	21,7	22,1	22,5	22,9	23,3	23,7	24,1	24,5
4 ans et 1 mois	**Taille**	**93**	**94**	**95**	**96**	**97**	**98**	**99**	**100**	**101**	**102**	**103**	**104**
	Garçons	15,6	16,0	16,3	16,7	17,0	17,4	17,7	18,1	18,5	18,8	19,2	19,6
	Filles	15,5	15,8	16,2	16,5	16,8	17,2	17,5	17,9	18,3	18,6	19,0	19,4
Taille	**105**	**106**	**107**	**108**	**109**	**110**	**111**	**112**	**113**	**114**	**115**	**116**	**117**	**118**
Garçons	19,9	20,3	20,7	21,1	21,5	21,9	22,3	22,7	23,1	23,5	23,9	24,3	24,8	25,2
Filles	19,7	20,1	20,5	20,9	21,3	21,7	22,1	22,5	22,9	23,3	23,7	24,1	24,5	24,9
4 ans et 2 mois	**Taille**	**93**	**94**	**95**	**96**	**97**	**98**	**99**	**100**	**101**	**102**	**103**	**104**
	Garçons	15,6	16,0	16,3	16,7	17,0	17,4	17,7	18,1	18,4	18,8	19,2	19,6
	Filles	15,5	15,8	16,1	16,5	16,8	17,2	17,5	17,9	18,2	18,6	19,0	19,3
Taille	**105**	**106**	**107**	**108**	**109**	**110**	**111**	**112**	**113**	**114**	**115**	**116**	**117**	**118**
Garçons	19,9	20,3	20,7	21,1	21,5	21,9	22,3	22,7	23,1	23,5	23,9	24,3	24,7	25,2
Filles	19,7	20,1	20,5	20,9	21,2	21,6	22,0	22,4	22,8	23,2	23,6	24,1	24,5	24,9
4 ans et 3 mois	**Taille**	**94**	**95**	**96**	**97**	**98**	**99**	**100**	**101**	**102**	**103**	**104**	**105**
	Garçons	16,0	16,3	16,6	17,0	17,3	17,7	18,1	18,4	18,8	19,2	19,5	19,9
	Filles	15,8	16,1	16,5	16,8	17,2	17,5	17,9	18,2	18,6	19,0	19,3	19,7
Taille	**106**	**107**	**108**	**109**	**110**	**111**	**112**	**113**	**114**	**115**	**116**	**117**	**118**	**119**
Garçons	20,3	20,7	21,1	21,5	21,9	22,3	22,7	23,1	23,5	23,9	24,3	24,7	25,1	25,6
Filles	20,1	20,5	20,8	21,2	21,6	22,0	22,4	22,8	23,2	23,6	24,0	24,5	24,9	25,3
4 ans et 4 mois	**Taille**	**94**	**95**	**96**	**97**	**98**	**99**	**100**	**101**	**102**	**103**	**104**	**105**
	Garçons	15,9	16,3	16,6	17,0	17,3	17,7	18,1	18,4	18,8	19,1	19,5	19,9
	Filles	15,8	16,1	16,5	16,8	17,1	17,5	17,9	18,2	18,6	18,9	19,3	19,7
Taille	**106**	**107**	**108**	**109**	**110**	**111**	**112**	**113**	**114**	**115**	**116**	**117**	**118**	**119**
Garçons	20,3	20,7	21,1	21,4	21,8	22,2	22,6	23,0	23,5	23,9	24,3	24,7	25,1	25,6
Filles	20,1	20,4	20,8	21,2	21,6	22,0	22,4	22,8	23,2	23,6	24,0	24,4	24,9	25,3
4 ans et 5 mois	**Taille**	**95**	**96**	**97**	**98**	**99**	**100**	**101**	**102**	**103**	**104**	**105**	**106**
	Garçons	16,3	16,6	17,0	17,3	17,7	18,0	18,4	18,8	19,1	19,5	19,9	20,3
	Filles	16,1	16,4	16,8	17,1	17,5	17,8	18,2	18,6	18,9	19,3	19,7	20,0
Taille	**107**	**108**	**109**	**110**	**111**	**112**	**113**	**114**	**115**	**116**	**117**	**118**	**119**	**120**
Garçons	20,6	21,0	21,4	21,8	22,2	22,6	23,0	23,4	23,8	24,3	24,7	25,1	25,5	26,0
Filles	20,4	20,8	21,2	21,6	22,0	22,4	22,8	23,2	23,6	24,0	24,4	24,8	25,2	25,7

4 ans et demi	Taille		95	96	97	98	99	100	101	102	103	104	105	106
	Garçons		16,3	16,6	17,0	17,3	17,7	18,0	18,4	18,7	19,1	19,5	19,9	20,2
	Filles		16,1	16,4	16,8	17,1	17,5	17,8	18,2	18,5	18,9	19,3	19,6	20,0
Taille	107	108	109	110	111	112	113	114	115	116	117	118	119	120
Garçons	20,6	21,0	21,4	21,8	22,2	22,6	23,0	23,4	23,8	24,2	24,7	25,1	25,5	25,9
Filles	20,4	20,8	21,2	21,6	22,0	22,4	22,8	23,2	23,6	24,0	24,4	24,8	25,2	25,7
4 ans et 7 mois	Taille		95	96	97	98	99	100	101	102	103	104	105	106
	Garçons		16,2	16,6	16,9	17,3	17,6	18,0	18,4	18,7	19,1	19,5	19,8	20,2
	Filles		16,1	16,4	16,8	17,1	17,5	17,8	18,2	18,5	18,9	19,3	19,6	20,0
Taille	107	108	109	110	111	112	113	114	115	116	117	118	119	120
Garçons	20,6	21,0	21,4	21,8	22,2	22,6	23,0	23,4	23,8	24,2	24,6	25,1	25,5	25,9
Filles	20,4	20,8	21,2	21,6	22,0	22,4	22,8	23,2	23,6	24,0	24,4	24,8	25,2	25,7
4 ans et 8 mois	Taille		96	97	98	99	100	101	102	103	104	105	106	107
	Garçons		16,6	16,9	17,3	17,6	18,0	18,4	18,7	19,1	19,5	19,8	20,2	20,6
	Filles		16,4	16,8	17,1	17,5	17,8	18,2	18,5	18,9	19,3	19,6	20,0	20,4
Taille	108	109	110	111	112	113	114	115	116	117	118	119	120	121
Garçons	21,0	21,4	21,8	22,2	22,6	23,0	23,4	23,8	24,2	24,6	25,0	25,5	25,9	26,3
Filles	20,8	21,2	21,6	22,0	22,4	22,8	23,2	23,6	24,0	24,4	24,8	25,2	25,7	26,1
4 ans et 9 mois	Taille		97	98	99	100	101	102	103	104	105	106	107	108
	Garçons		16,9	17,3	17,6	18,0	18,3	18,7	19,1	19,4	19,8	20,2	20,6	21,0
	Filles		16,8	17,1	17,5	17,8	18,2	18,5	18,9	19,3	19,6	20,0	20,4	20,8
Taille	109	110	111	112	113	114	115	116	117	118	119	120	121	122
Garçons	21,4	21,8	22,2	22,6	23,0	23,4	23,8	24,2	24,6	25,0	25,5	25,9	26,3	26,8
Filles	21,2	21,6	22,0	22,4	22,8	23,2	23,6	24,0	24,4	24,8	25,2	25,7	26,1	26,5
4 ans et 10 mois	Taille		98	99	100	101	102	103	104	105	106	107	108	109
	Garçons		17,3	17,6	18,0	18,3	18,7	19,1	19,4	19,8	20,2	20,6	21,0	21,4
	Filles		17,1	17,5	17,8	18,2	18,5	18,9	19,3	19,6	20,0	20,4	20,8	21,2
Taille	110	111	112	113	114	115	116	117	118	119	120	121	122	123
Garçons	21,7	22,1	22,5	22,9	23,4	23,8	24,2	24,6	25,0	25,4	25,9	26,3	26,7	27,2
Filles	21,6	22,0	22,4	22,8	23,2	23,6	24,0	24,4	24,8	25,2	25,7	26,1	26,5	27,0
4 ans et 11 mois	Taille		98	99	100	101	102	103	104	105	106	107	108	109
	Garçons		17,2	17,6	18,0	18,3	18,7	19,1	19,4	19,8	20,2	20,6	20,9	21,3
	Filles		17,1	17,5	17,8	18,2	18,5	18,9	19,3	19,6	20,0	20,4	20,8	21,2
Taille	110	111	112	113	114	115	116	117	118	119	120	121	122	123
Garçons	21,7	22,1	22,5	22,9	23,3	23,8	24,2	24,6	25,0	25,4	25,9	26,3	26,7	27,2
Filles	21,6	22,0	22,4	22,8	23,2	23,6	24,0	24,4	24,8	25,2	25,7	26,1	26,5	27,0
5 ans	Taille		99	100	101	102	103	104	105	106	107	108	109	110
	Garçons		17,6	18,0	18,3	18,7	19,0	19,4	19,8	20,2	20,6	20,9	21,3	21,7
	Filles		17,5	17,8	18,2	18,5	18,9	19,3	19,6	20,0	20,4	20,8	21,2	21,6
Taille	111	112	113	114	115	116	117	118	119	120	121	122	123	124
Garçons	22,1	22,5	22,9	23,3	23,7	24,2	24,6	25,0	25,4	25,8	26,3	26,7	27,2	27,6
Filles	22,0	22,4	22,8	23,2	23,6	24,0	24,4	24,8	25,2	25,7	26,1	26,5	27,0	27,4
5 ans et 1 mois	Taille		99	100	101	102	103	104	105	106	107	108	109	110
	Garçons		17,6	18,0	18,3	18,7	19,0	19,4	19,8	20,2	20,6	20,9	21,3	21,7
	Filles		17,5	17,8	18,2	18,5	18,9	19,3	19,6	20,0	20,4	20,8	21,2	21,6
Taille	111	112	113	114	115	116	117	118	119	120	121	122	123	124
Garçons	22,1	22,5	22,9	23,3	23,7	24,2	24,6	25,0	25,4	25,8	26,3	26,7	27,2	27,6
Filles	22,0	22,4	22,8	23,2	23,6	24,0	24,4	24,8	25,2	25,7	26,1	26,5	27,0	27,4
5 ans et 2 mois	Taille		100	101	102	103	104	105	106	107	108	109	110	111
	Garçons		18,0	18,3	18,7	19,1	19,4	19,8	20,2	20,6	20,9	21,3	21,7	22,1
	Filles		17,8	18,2	18,5	18,9	19,3	19,6	20,0	20,4	20,8	21,2	21,6	22,0
Taille	112	113	114	115	116	117	118	119	120	121	122	123	124	125
Garçons	22,5	22,9	23,3	23,8	24,2	24,6	25,0	25,4	25,9	26,3	26,7	27,2	27,6	28,1
Filles	22,4	22,8	23,2	23,6	24,0	24,4	24,8	25,2	25,7	26,1	26,5	27,0	27,4	27,8
5 ans et 3 mois	Taille		100	101	102	103	104	105	106	107	108	109	110	111
	Garçons		18,0	18,3	18,7	19,1	19,4	19,8	20,2	20,6	21,0	21,4	21,7	22,1
	Filles		17,8	18,2	18,5	18,9	19,3	19,6	20,0	20,4	20,8	21,2	21,6	22,0
Taille	112	113	114	115	116	117	118	119	120	121	122	123	124	125
Garçons	22,5	22,9	23,4	23,8	24,2	24,6	25,0	25,4	25,9	26,3	26,7	27,2	27,6	28,1
Filles	22,4	22,8	23,2	23,6	24,0	24,4	24,8	25,2	25,7	26,1	26,5	27,0	27,4	27,8

5 ans et 4 mois		**Taille**	**101**	**102**	**103**	**104**	**105**	**106**	**107**	**108**	**109**	**110**	**111**	**112**
		Garçons	18,3	18,7	19,1	19,4	19,8	20,2	20,6	21,0	21,4	21,8	22,2	22,6
		Filles	18,2	18,5	18,9	19,3	19,6	20,0	20,4	20,8	21,2	21,6	22,0	22,4
Taille	**113**	**114**	**115**	**116**	**117**	**118**	**119**	**120**	**121**	**122**	**123**	**124**	**125**	**126**
Garçons	23,0	23,4	23,8	24,2	24,6	25,0	25,5	25,9	26,3	26,8	27,2	27,6	28,1	28,5
Filles	22,8	23,2	23,6	24,0	24,4	24,8	25,2	25,7	26,1	26,5	27,0	27,4	27,8	28,2
5 ans et 5 mois		**Taille**	**101**	**102**	**103**	**104**	**105**	**106**	**107**	**108**	**109**	**110**	**111**	**112**
		Garçons	18,4	18,7	19,1	19,5	19,8	20,2	20,6	21,0	21,4	21,8	22,2	22,6
		Filles	18,2	18,6	18,9	19,3	19,7	20,0	20,4	20,8	21,2	21,6	22,0	22,4
Taille	**113**	**114**	**115**	**116**	**117**	**118**	**119**	**120**	**121**	**122**	**123**	**124**	**125**	**126**
Garçons	23,0	23,4	23,8	24,2	24,6	25,0	25,5	25,9	26,3	26,8	27,2	27,7	28,1	28,6
Filles	22,8	23,2	23,6	24,0	24,4	24,8	25,2	25,7	26,1	26,5	27,0	27,4	27,9	28,3
5 ans et demi		**Taille**	**102**	**103**	**104**	**105**	**106**	**107**	**108**	**109**	**110**	**111**	**112**	**113**
		Garçons	18,7	19,1	19,5	19,8	20,2	20,6	21,0	21,4	21,8	22,2	22,6	23,0
		Filles	18,6	18,9	19,3	19,7	20,0	20,4	20,8	21,2	21,6	22,0	22,4	22,8
Taille	**114**	**115**	**116**	**117**	**118**	**119**	**120**	**121**	**122**	**123**	**124**	**125**	**126**	**127**
Garçons	23,4	23,8	24,2	24,6	25,1	25,5	25,9	26,4	26,8	27,2	27,7	28,1	28,6	29,0
Filles	23,2	23,6	24,0	24,4	24,8	25,2	25,7	26,1	26,5	27,0	27,4	27,9	28,3	28,8
5 ans et 7 mois		**Taille**	**102**	**103**	**104**	**105**	**106**	**107**	**108**	**109**	**110**	**111**	**112**	**113**
		Garçons	18,7	19,1	19,5	19,9	20,2	20,6	21,0	21,4	21,8	22,2	22,6	23,0
		Filles	18,6	18,9	19,3	19,7	20,0	20,4	20,8	21,2	21,6	22,0	22,4	22,8
Taille	**114**	**115**	**116**	**117**	**118**	**119**	**120**	**121**	**122**	**123**	**124**	**125**	**126**	**127**
Garçons	23,4	23,8	24,2	24,7	25,1	25,5	25,9	26,4	26,8	27,2	27,7	28,1	28,6	29,0
Filles	23,2	23,6	24,0	24,4	24,8	25,2	25,7	26,1	26,5	27,0	27,4	27,9	28,3	28,8
5 ans et 8 mois		**Taille**	**103**	**104**	**105**	**106**	**107**	**108**	**109**	**110**	**111**	**112**	**113**	**114**
		Garçons	19,1	19,5	19,9	20,2	20,6	21,0	21,4	21,8	22,2	22,6	23,0	23,4
		Filles	18,9	19,3	19,7	20,0	20,4	20,8	21,2	21,6	22,0	22,4	22,8	23,2
Taille	**115**	**116**	**117**	**118**	**119**	**120**	**121**	**122**	**123**	**124**	**125**	**126**	**127**	**128**
Garçons	23,8	24,2	24,7	25,1	25,5	25,9	26,4	26,8	27,3	27,7	28,2	28,6	29,1	29,5
Filles	23,6	24,0	24,4	24,8	25,2	25,7	26,1	26,5	27,0	27,4	27,9	28,3	28,8	29,2
5 ans et 9 mois		**Taille**	**103**	**104**	**105**	**106**	**107**	**108**	**109**	**110**	**111**	**112**	**113**	**114**
		Garçons	19,1	19,5	19,9	20,3	20,6	21,0	21,4	21,8	22,2	22,6	23,0	23,4
		Filles	18,9	19,3	19,7	20,0	20,4	20,8	21,2	21,6	22,0	22,4	22,8	23,2
Taille	**115**	**116**	**117**	**118**	**119**	**120**	**121**	**122**	**123**	**124**	**125**	**126**	**127**	**128**
Garçons	23,8	24,3	24,7	25,1	25,5	26,0	26,4	26,8	27,3	27,7	28,2	28,6	29,1	29,5
Filles	23,6	24,0	24,4	24,8	25,3	25,7	26,1	26,6	27,0	27,4	27,9	28,3	28,8	29,2
5 ans et 10 mois		**Taille**	**104**	**105**	**106**	**107**	**108**	**109**	**110**	**111**	**112**	**113**	**114**	**115**
		Garçons	19,5	19,9	20,3	20,7	21,0	21,4	21,8	22,2	22,6	23,0	23,4	23,9
		Filles	19,3	19,7	20,0	20,4	20,8	21,2	21,6	22,0	22,4	22,8	23,2	23,6
Taille	**116**	**117**	**118**	**119**	**120**	**121**	**122**	**123**	**124**	**125**	**126**	**127**	**128**	**129**
Garçons	24,3	24,7	25,1	25,5	26,0	26,4	26,9	27,3	27,7	28,2	28,6	29,1	29,6	30,0
Filles	24,0	24,4	24,8	25,3	25,7	26,1	26,6	27,0	27,4	27,9	28,3	28,8	29,2	29,7
5 ans et 11 mois		**Taille**	**104**	**105**	**106**	**107**	**108**	**109**	**110**	**111**	**112**	**113**	**114**	**115**
		Garçons	19,5	19,9	20,3	20,7	21,1	21,4	21,8	22,2	22,6	23,0	23,5	23,9
		Filles	19,3	19,7	20,0	20,4	20,8	21,2	21,6	22,0	22,4	22,8	23,2	23,6
Taille	**116**	**117**	**118**	**119**	**120**	**121**	**122**	**123**	**124**	**125**	**126**	**127**	**128**	**129**
Garçons	24,3	24,7	25,1	25,6	26,0	26,4	26,9	27,3	27,8	28,2	28,7	29,1	29,6	30,0
Filles	24,0	24,4	24,8	25,3	25,7	26,1	26,6	27,0	27,4	27,9	28,3	28,8	29,2	29,7
6 ans		**Taille**	**105**	**106**	**107**	**108**	**109**	**110**	**111**	**112**	**113**	**114**	**115**	**116**
		Garçons	19,9	20,3	20,7	21,1	21,5	21,9	22,3	22,7	23,1	23,5	23,9	24,3
		Filles	19,7	20,1	20,4	20,8	21,2	21,6	22,0	22,4	22,8	23,2	23,6	24,0
Taille	**117**	**118**	**119**	**120**	**121**	**122**	**123**	**124**	**125**	**126**	**127**	**128**	**129**	**130**
Garçons	24,7	25,1	25,6	26,0	26,4	26,9	27,3	27,8	28,2	28,7	29,1	29,6	30,1	30,5
Filles	24,4	24,9	25,3	25,7	26,1	26,6	27,0	27,4	27,9	28,3	28,8	29,2	29,7	30,2
6 ans et 1 mois		**Taille**	**106**	**107**	**108**	**109**	**110**	**111**	**112**	**113**	**114**	**115**	**116**	**117**
		Garçons	20,3	20,7	21,1	21,5	21,9	22,3	22,7	23,1	23,5	23,9	24,3	24,7
		Filles	20,1	20,4	20,8	21,2	21,6	22,0	22,4	22,8	23,2	23,6	24,0	24,4
Taille	**118**	**119**	**120**	**121**	**122**	**123**	**124**	**125**	**126**	**127**	**128**	**129**	**130**	**131**
Garçons	25,2	25,6	26,0	26,5	26,9	27,4	27,8	28,3	28,7	29,2	29,6	30,1	30,6	31,0
Filles	24,9	25,3	25,7	26,1	26,6	27,0	27,5	27,9	28,4	28,8	29,3	29,7	30,2	30,6

6 ans et 2 mois										**Taille**	**103**	**104**	**105**	**106**
										Garçons	19,2	19,6	20,0	20,3
										Filles	19,0	19,3	19,7	20,1
Taille	**107**	**108**	**109**	**110**	**111**	**112**	**113**	**114**	**115**	**116**	**117**	**118**	**119**	**120**
Garçons	20,7	21,1	21,5	21,9	22,3	22,7	23,1	23,5	23,9	24,4	24,8	25,2	25,6	26,1
Filles	20,5	20,9	21,2	21,6	22,0	22,4	22,8	23,2	23,6	24,1	24,5	24,9	25,3	25,7
Taille	**121**	**122**	**123**	**124**	**125**	**126**	**127**	**128**	**129**	**130**	**131**	**132**	**133**	**134**
Garçons	26,5	26,9	27,4	27,8	28,3	28,7	29,2	29,7	30,1	30,6	31,1	31,5	32,0	32,5
Filles	26,2	26,6	27,1	27,5	27,9	28,4	28,8	29,3	29,8	30,2	30,7	31,2	31,6	32,1

6 ans et 3 mois										**Taille**	**103**	**104**	**105**	**106**
										Garçons	19,2	19,6	20,0	20,4
										Filles	19,0	19,3	19,7	20,1
Taille	**107**	**108**	**109**	**110**	**111**	**112**	**113**	**114**	**115**	**116**	**117**	**118**	**119**	**120**
Garçons	20,7	21,1	21,5	21,9	22,3	22,7	23,1	23,5	24,0	24,4	24,8	25,2	25,7	26,1
Filles	20,5	20,9	21,3	21,7	22,1	22,5	22,9	23,3	23,7	24,1	24,5	24,9	25,3	25,8
Taille	**121**	**122**	**123**	**124**	**125**	**126**	**127**	**128**	**129**	**130**	**131**	**132**	**133**	**134**
Garçons	26,5	27,0	27,4	27,9	28,3	28,8	29,2	29,7	30,2	30,6	31,1	31,6	32,1	32,5
Filles	26,2	26,6	27,1	27,5	28,0	28,4	28,9	29,3	29,8	30,3	30,7	31,2	31,7	32,1

6 ans et 4 mois										**Taille**	**104**	**105**	**106**	**107**
										Garçons	19,6	20,0	20,4	20,8
										Filles	19,4	19,8	20,1	20,5
Taille	**108**	**109**	**110**	**111**	**112**	**113**	**114**	**115**	**116**	**117**	**118**	**119**	**120**	**121**
Garçons	21,2	21,6	21,9	22,4	22,8	23,2	23,6	24,0	24,4	24,8	25,3	25,7	26,1	26,6
Filles	20,9	21,3	21,7	22,1	22,5	22,9	23,3	23,7	24,1	24,5	25,0	25,4	25,8	26,2
Taille	**122**	**123**	**124**	**125**	**126**	**127**	**128**	**129**	**130**	**131**	**132**	**133**	**134**	**135**
Garçons	27,0	27,4	27,9	28,3	28,8	29,3	29,7	30,2	30,7	31,1	31,6	32,1	32,6	33,1
Filles	26,7	27,1	27,6	28,0	28,4	28,9	29,4	29,8	30,3	30,8	31,2	31,7	32,2	32,7

6 ans et 5 mois										**Taille**	**104**	**105**	**106**	**107**
										Garçons	19,6	20,0	20,4	20,8
										Filles	19,4	19,8	20,1	20,5
Taille	**108**	**109**	**110**	**111**	**112**	**113**	**114**	**115**	**116**	**117**	**118**	**119**	**120**	**121**
Garçons	21,2	21,6	22,0	22,4	22,8	23,2	23,6	24,0	24,4	24,9	25,3	25,7	26,2	26,6
Filles	20,9	21,3	21,7	22,1	22,5	22,9	23,3	23,7	24,1	24,6	25,0	25,4	25,8	26,3
Taille	**122**	**123**	**124**	**125**	**126**	**127**	**128**	**129**	**130**	**131**	**132**	**133**	**134**	**135**
Garçons	27,0	27,5	27,9	28,4	28,8	29,3	29,8	30,2	30,7	31,2	31,6	32,1	32,6	33,1
Filles	26,7	27,1	27,6	28,0	28,5	28,9	29,4	29,9	30,3	30,8	31,3	31,7	32,2	32,7

6 ans et demi										**Taille**	**105**	**106**	**107**	**108**
										Garçons	20,0	20,4	20,8	21,2
										Filles	19,8	20,2	20,6	20,9
Taille	**109**	**110**	**111**	**112**	**113**	**114**	**115**	**116**	**117**	**118**	**119**	**120**	**121**	**122**
Garçons	21,6	22,0	22,4	22,8	23,2	23,6	24,0	24,5	24,9	25,3	25,7	26,2	26,6	27,1
Filles	21,3	21,7	22,1	22,5	22,9	23,3	23,8	24,2	24,6	25,0	25,4	25,9	26,3	26,7
Taille	**123**	**124**	**125**	**126**	**127**	**128**	**129**	**130**	**131**	**132**	**133**	**134**	**135**	**136**
Garçons	27,5	28,0	28,4	28,9	29,3	29,8	30,3	30,7	31,2	31,7	32,2	32,6	33,1	33,6
Filles	27,2	27,6	28,1	28,5	29,0	29,4	29,9	30,4	30,8	31,3	31,8	32,2	32,7	33,2

6 ans et 7 mois										**Taille**	**106**	**107**	**108**	**109**
										Garçons	20,4	20,8	21,2	21,6
										Filles	20,2	20,6	21,0	21,4
Taille	**110**	**111**	**112**	**113**	**114**	**115**	**116**	**117**	**118**	**119**	**120**	**121**	**122**	**123**
Garçons	22,0	22,4	22,8	23,2	23,7	24,1	24,5	24,9	25,3	25,8	26,2	26,6	27,1	27,5
Filles	21,8	22,2	22,6	23,0	23,4	23,8	24,2	24,6	25,0	25,5	25,9	26,3	26,8	27,2
Taille	**124**	**125**	**126**	**127**	**128**	**129**	**130**	**131**	**132**	**133**	**134**	**135**	**136**	**137**
Garçons	28,0	28,4	28,9	29,4	29,8	30,3	30,8	31,2	31,7	32,2	32,7	33,2	33,7	34,2
Filles	27,6	28,1	28,5	29,0	29,5	29,9	30,4	30,9	31,3	31,8	32,3	32,8	33,3	33,7

6 ans et 8 mois										**Taille**	**106**	**107**	**108**	**109**
										Garçons	20,5	20,9	21,3	21,7
										Filles	20,2	20,6	21,0	21,4
Taille	**110**	**111**	**112**	**113**	**114**	**115**	**116**	**117**	**118**	**119**	**120**	**121**	**122**	**123**
Garçons	22,1	22,5	22,9	23,3	23,7	24,1	24,5	25,0	25,4	25,8	26,3	26,7	27,1	27,6
Filles	21,8	22,2	22,6	23,0	23,4	23,8	24,2	24,7	25,1	25,5	25,9	26,4	26,8	27,2
Taille	**124**	**125**	**126**	**127**	**128**	**129**	**130**	**131**	**132**	**133**	**134**	**135**	**136**	**137**
Garçons	28,0	28,5	28,9	29,4	29,9	30,3	30,8	31,3	31,8	32,2	32,7	33,2	33,7	34,2
Filles	27,7	28,1	28,6	29,0	29,5	30,0	30,4	30,9	31,4	31,9	32,3	32,8	33,3	33,8

6 ans et 9 mois										**Taille**	**107**	**108**	**109**	**110**
										Garçons	20,9	21,3	21,7	22,1
										Filles	20,7	21,0	21,4	21,8
Taille	**111**	**112**	**113**	**114**	**115**	**116**	**117**	**118**	**119**	**120**	**121**	**122**	**123**	**124**
Garçons	22,5	22,9	23,3	23,7	24,1	24,6	25,0	25,4	25,8	26,3	26,7	27,2	27,6	28,1
Filles	22,2	22,6	23,0	23,4	23,9	24,3	24,7	25,1	25,5	26,0	26,4	26,9	27,3	27,7
Taille	**125**	**126**	**127**	**128**	**129**	**130**	**131**	**132**	**133**	**134**	**135**	**136**	**137**	**138**
Garçons	28,5	29,0	29,4	29,9	30,4	30,8	31,3	31,8	32,3	32,8	33,3	33,8	34,3	34,8
Filles	28,2	28,6	29,1	29,6	30,0	30,5	31,0	31,4	31,9	32,4	32,9	33,4	33,9	34,4
6 ans et 10 mois										**Taille**	**108**	**109**	**110**	**111**
										Garçons	21,3	21,7	22,1	22,5
										Filles	21,1	21,5	21,9	22,3
Taille	**112**	**113**	**114**	**115**	**116**	**117**	**118**	**119**	**120**	**121**	**122**	**123**	**124**	**125**
Garçons	22,9	23,3	23,8	24,2	24,6	25,0	25,5	25,9	26,3	26,8	27,2	27,7	28,1	28,6
Filles	22,7	23,1	23,5	23,9	24,3	24,7	25,2	25,6	26,0	26,5	26,9	27,3	27,8	28,2
Taille	**126**	**127**	**128**	**129**	**130**	**131**	**132**	**133**	**134**	**135**	**136**	**137**	**138**	**139**
Garçons	29,0	29,5	29,9	30,4	30,9	31,4	31,9	32,3	32,8	33,3	33,8	34,3	34,8	35,3
Filles	28,7	29,1	29,6	30,1	30,5	31,0	31,5	32,0	32,4	32,9	33,4	33,9	34,4	34,9
6 ans et 11 mois										**Taille**	**108**	**109**	**110**	**111**
										Garçons	21,4	21,8	22,2	22,6
										Filles	21,1	21,5	21,9	22,3
Taille	**112**	**113**	**114**	**115**	**116**	**117**	**118**	**119**	**120**	**121**	**122**	**123**	**124**	**125**
Garçons	23,0	23,4	23,8	24,2	24,6	25,1	25,5	25,9	26,4	26,8	27,3	27,7	28,2	28,6
Filles	22,7	23,1	23,5	23,9	24,4	24,8	25,2	25,6	26,1	26,5	26,9	27,4	27,8	28,3
Taille	**126**	**127**	**128**	**129**	**130**	**131**	**132**	**133**	**134**	**135**	**136**	**137**	**138**	**139**
Garçons	29,1	29,5	30,0	30,5	30,9	31,4	31,9	32,4	32,9	33,4	33,9	34,4	34,9	35,4
Filles	28,7	29,2	29,7	30,1	30,6	31,1	31,5	32,0	32,5	33,0	33,5	34,0	34,5	35,0
7 ans										**Taille**	**109**	**110**	**111**	**112**
										Garçons	21,8	22,2	22,6	23,0
										Filles	21,5	21,9	22,3	22,7
Taille	**113**	**114**	**115**	**116**	**117**	**118**	**119**	**120**	**121**	**122**	**123**	**124**	**125**	**126**
Garçons	23,4	23,8	24,3	24,7	25,1	25,5	26,0	26,4	26,9	27,3	27,7	28,2	28,7	29,1
Filles	23,2	23,6	24,0	24,4	24,8	25,2	25,7	26,1	26,5	27,0	27,4	27,9	28,3	28,8
Taille	**127**	**128**	**129**	**130**	**131**	**132**	**133**	**134**	**135**	**136**	**137**	**138**	**139**	**140**
Garçons	29,6	30,0	30,5	31,0	31,5	32,0	32,4	32,9	33,4	33,9	34,4	34,9	35,4	35,9
Filles	29,2	29,7	30,2	30,6	31,1	31,6	32,1	32,6	33,0	33,5	34,0	34,5	35,0	35,5
7 ans et 1 mois										**Taille**	**109**	**110**	**111**	**112**
										Garçons	21,8	22,2	22,6	23,1
										Filles	21,6	22,0	22,4	22,8
Taille	**113**	**114**	**115**	**116**	**117**	**118**	**119**	**120**	**121**	**122**	**123**	**124**	**125**	**126**
Garçons	23,5	23,9	24,3	24,7	25,2	25,6	26,0	26,5	26,9	27,4	27,8	28,3	28,7	29,2
Filles	23,2	23,6	24,0	24,4	24,9	25,3	25,7	26,2	26,6	27,0	27,5	27,9	28,4	28,8
Taille	**127**	**128**	**129**	**130**	**131**	**132**	**133**	**134**	**135**	**136**	**137**	**138**	**139**	**140**
Garçons	29,6	30,1	30,6	31,1	31,5	32,0	32,5	33,0	33,5	34,0	34,5	35,0	35,5	36,0
Filles	29,3	29,8	30,2	30,7	31,2	31,6	32,1	32,6	33,1	33,6	34,1	34,6	35,1	35,6
7 ans et 2 mois										**Taille**	**110**	**111**	**112**	**113**
										Garçons	22,3	22,7	23,1	23,5
										Filles	22,0	22,4	22,8	23,2
Taille	**114**	**115**	**116**	**117**	**118**	**119**	**120**	**121**	**122**	**123**	**124**	**125**	**126**	**127**
Garçons	23,9	24,3	24,8	25,2	25,6	26,1	26,5	27,0	27,4	27,9	28,3	28,8	29,2	29,7
Filles	23,7	24,1	24,5	24,9	25,3	25,8	26,2	26,6	27,1	27,5	28,0	28,4	28,9	29,4
Taille	**128**	**129**	**130**	**131**	**132**	**133**	**134**	**135**	**136**	**137**	**138**	**139**	**140**	**141**
Garçons	30,2	30,6	31,1	31,6	32,1	32,6	33,1	33,6	34,1	34,6	35,1	35,6	36,1	36,6
Filles	29,8	30,3	30,8	31,2	31,7	32,2	32,7	33,2	33,7	34,2	34,7	35,2	35,7	36,2
7 ans et 3 mois										**Taille**	**110**	**111**	**112**	**113**
										Garçons	22,3	22,7	23,1	23,6
										Filles	22,1	22,5	22,9	23,3
Taille	**114**	**115**	**116**	**117**	**118**	**119**	**120**	**121**	**122**	**123**	**124**	**125**	**126**	**127**
Garçons	24,0	24,4	24,8	25,3	25,7	26,1	26,6	27,0	27,5	27,9	28,4	28,8	29,3	29,8
Filles	23,7	24,1	24,5	25,0	25,4	25,8	26,3	26,7	27,1	27,6	28,0	28,5	29,0	29,4
Taille	**128**	**129**	**130**	**131**	**132**	**133**	**134**	**135**	**136**	**137**	**138**	**139**	**140**	**141**
Garçons	30,2	30,7	31,2	31,7	32,1	32,6	33,1	33,6	34,1	34,6	35,1	35,6	36,2	36,7
Filles	29,9	30,4	30,8	31,3	31,8	32,3	32,8	33,2	33,7	34,2	34,7	35,2	35,8	36,3

7 ans et 4 mois									**Taille**	**110**	**111**	**112**	**113**	**114**
									Garçons	22,4	22,8	23,2	23,6	24,0
									Filles	22,1	22,5	22,9	23,3	23,8
Taille	**115**	**116**	**117**	**118**	**119**	**120**	**121**	**122**	**123**	**124**	**125**	**126**	**127**	**128**
Garçons	24,4	24,9	25,3	25,7	26,2	26,6	27,1	27,5	28,0	28,4	28,9	29,3	29,8	30,3
Filles	24,2	24,6	25,0	25,5	25,9	26,3	26,8	27,2	27,7	28,1	28,6	29,0	29,5	29,9
Taille	**129**	**130**	**131**	**132**	**133**	**134**	**135**	**136**	**137**	**138**	**139**	**140**	**141**	**142**
Garçons	30,8	31,2	31,7	32,2	32,7	33,2	33,7	34,2	34,7	35,2	35,7	36,2	36,7	37,2
Filles	30,4	30,9	31,4	31,9	32,3	32,8	33,3	33,8	34,3	34,8	35,3	35,8	36,3	36,9

7 ans et 5 mois									**Taille**	**111**	**112**	**113**	**114**	**115**
									Garçons	22,8	23,2	23,6	24,1	24,5
									Filles	22,6	23,0	23,4	23,8	24,2
Taille	**116**	**117**	**118**	**119**	**120**	**121**	**122**	**123**	**124**	**125**	**126**	**127**	**128**	**129**
Garçons	24,9	25,4	25,8	26,2	26,7	27,1	27,6	28,0	28,5	28,9	29,4	29,9	30,3	30,8
Filles	24,7	25,1	25,5	25,9	26,4	26,8	27,3	27,7	28,2	28,6	29,1	29,5	30,0	30,5
Taille	**130**	**131**	**132**	**133**	**134**	**135**	**136**	**137**	**138**	**139**	**140**	**141**	**142**	**143**
Garçons	31,3	31,8	32,3	32,8	33,3	33,8	34,3	34,8	35,3	35,8	36,3	36,8	37,3	37,8
Filles	31,0	31,4	31,9	32,4	32,9	33,4	33,9	34,4	34,9	35,4	35,9	36,4	36,9	37,5

7 ans et demi									**Taille**	**111**	**112**	**113**	**114**	**115**
									Garçons	22,9	23,3	23,7	24,1	24,5
									Filles	22,6	23,0	23,4	23,9	24,3
Taille	**116**	**117**	**118**	**119**	**120**	**121**	**122**	**123**	**124**	**125**	**126**	**127**	**128**	**129**
Garçons	25,0	25,4	25,8	26,3	26,7	27,2	27,6	28,1	28,5	29,0	29,5	29,9	30,4	30,9
Filles	24,7	25,1	25,6	26,0	26,4	26,9	27,3	27,8	28,2	28,7	29,1	29,6	30,1	30,6
Taille	**130**	**131**	**132**	**133**	**134**	**135**	**136**	**137**	**138**	**139**	**140**	**141**	**142**	**143**
Garçons	31,4	31,9	32,3	32,8	33,3	33,8	34,3	34,8	35,3	35,9	36,4	36,9	37,4	38,0
Filles	31,0	31,5	32,0	32,5	33,0	33,5	34,0	34,5	35,0	35,5	36,0	36,5	37,0	37,5

7 ans et 7 mois									**Taille**	**112**	**113**	**114**	**115**	**116**
									Garçons	23,3	23,7	24,2	24,6	25,0
									Filles	23,1	23,5	23,9	24,3	24,8
Taille	**117**	**118**	**119**	**120**	**121**	**122**	**123**	**124**	**125**	**126**	**127**	**128**	**129**	**130**
Garçons	25,4	25,9	26,3	26,8	27,2	27,7	28,1	28,6	29,0	29,5	30,0	30,5	30,9	31,4
Filles	25,2	25,6	26,1	26,5	26,9	27,4	27,8	28,3	28,8	29,2	29,7	30,1	30,6	31,1
Taille	**131**	**132**	**133**	**134**	**135**	**136**	**137**	**138**	**139**	**140**	**141**	**142**	**143**	**144**
Garçons	31,9	32,4	32,9	33,4	33,9	34,4	34,9	35,4	35,9	36,4	37,0	37,5	38,0	38,5
Filles	31,6	32,1	32,5	33,0	33,5	34,0	34,5	35,0	35,6	36,1	36,6	37,1	37,6	38,2

7 ans et 8 mois									**Taille**	**112**	**113**	**114**	**115**	**116**
									Garçons	23,4	23,8	24,2	24,6	25,1
									Filles	23,1	23,5	24,0	24,4	24,8
Taille	**117**	**118**	**119**	**120**	**121**	**122**	**123**	**124**	**125**	**126**	**127**	**128**	**129**	**130**
Garçons	25,5	25,9	26,4	26,8	27,3	27,7	28,2	28,6	29,1	29,6	30,0	30,5	31,0	31,5
Filles	25,2	25,7	26,1	26,6	27,0	27,4	27,9	28,4	28,8	29,3	29,7	30,2	30,7	31,2
Taille	**131**	**132**	**133**	**134**	**135**	**136**	**137**	**138**	**139**	**140**	**141**	**142**	**143**	**144**
Garçons	32,0	32,5	33,0	33,5	34,0	34,5	35,0	35,5	36,0	36,5	37,0	37,6	38,1	38,6
Filles	31,6	32,1	32,6	33,1	33,6	34,1	34,6	35,1	35,6	36,1	36,7	37,2	37,7	38,2

7 ans et 9 mois									**Taille**	**112**	**113**	**114**	**115**	**116**
									Garçons	23,4	23,8	24,3	24,7	25,1
									Filles	23,2	23,6	24,0	24,4	24,9
Taille	**117**	**118**	**119**	**120**	**121**	**122**	**123**	**124**	**125**	**126**	**127**	**128**	**129**	**130**
Garçons	25,6	26,0	26,4	26,9	27,3	27,8	28,2	28,7	29,2	29,6	30,1	30,6	31,1	31,6
Filles	25,3	25,7	26,2	26,6	27,1	27,5	28,0	28,4	28,9	29,3	29,8	30,3	30,8	31,2
Taille	**131**	**132**	**133**	**134**	**135**	**136**	**137**	**138**	**139**	**140**	**141**	**142**	**143**	**144**
Garçons	32,0	32,5	33,0	33,5	34,0	34,5	35,0	35,6	36,1	36,6	37,1	37,6	38,2	38,7
Filles	31,7	32,2	32,7	33,2	33,7	34,2	34,7	35,2	35,7	36,2	36,7	37,3	37,8	38,3

7 ans et 10 mois									**Taille**	**113**	**114**	**115**	**116**	**117**
									Garçons	23,9	24,3	24,7	25,2	25,6
									Filles	23,7	24,1	24,5	24,9	25,4
Taille	**118**	**119**	**120**	**121**	**122**	**123**	**124**	**125**	**126**	**127**	**128**	**129**	**130**	**131**
Garçons	26,0	26,5	26,9	27,4	27,8	28,3	28,8	29,2	29,7	30,2	30,6	31,1	31,6	32,1
Filles	25,8	26,2	26,7	27,1	27,6	28,0	28,5	29,0	29,4	29,9	30,4	30,8	31,3	31,8
Taille	**132**	**133**	**134**	**135**	**136**	**137**	**138**	**139**	**140**	**141**	**142**	**143**	**144**	**145**
Garçons	32,6	33,1	33,6	34,1	34,6	35,1	35,6	36,1	36,7	37,2	37,7	38,2	38,8	39,3
Filles	32,3	32,8	33,3	33,8	34,3	34,8	35,3	35,8	36,3	36,8	37,4	37,9	38,4	39,0

								Taille	**113**	**114**	**115**	**116**	**117**	**118**
7 ans et 11 mois								Garçons	23,9	24,4	24,8	25,2	25,7	26,1
								Filles	23,7	24,1	24,6	25,0	25,4	25,9
Taille	**119**	**120**	**121**	**122**	**123**	**124**	**125**	**126**	**127**	**128**	**129**	**130**	**131**	**132**
Garçons	26,5	27,0	27,4	27,9	28,4	28,8	29,3	29,8	30,2	30,7	31,2	31,7	32,2	32,7
Filles	26,3	26,8	27,2	27,7	28,1	28,6	29,0	29,5	30,0	30,4	30,9	31,4	31,9	32,4
Taille	**133**	**134**	**135**	**136**	**137**	**138**	**139**	**140**	**141**	**142**	**143**	**144**	**145**	**146**
Garçons	33,1	33,6	34,2	34,7	35,2	35,7	36,2	36,7	37,3	37,8	38,3	38,9	39,4	39,9
Filles	32,9	33,4	33,9	34,4	34,9	35,4	35,9	36,4	36,9	37,5	38,0	38,6	39,1	39,6
								Taille	**113**	**114**	**115**	**116**	**117**	**118**
8 ans								Garçons	24,0	24,4	24,8	25,3	25,7	26,1
								Filles	23,8	24,2	24,6	25,1	25,5	25,9
Taille	**119**	**120**	**121**	**122**	**123**	**124**	**125**	**126**	**127**	**128**	**129**	**130**	**131**	**132**
Garçons	26,6	27,0	27,5	28,0	28,4	28,9	29,3	29,8	30,3	30,8	31,3	31,7	32,2	32,7
Filles	26,4	26,8	27,3	27,7	28,2	28,6	29,1	29,6	30,0	30,5	31,0	31,5	32,0	32,5
Taille	**133**	**134**	**135**	**136**	**137**	**138**	**139**	**140**	**141**	**142**	**143**	**144**	**145**	**146**
Garçons	33,2	33,7	34,2	34,7	35,2	35,8	36,3	36,8	37,3	37,9	38,4	38,9	39,5	40,0
Filles	33,0	33,5	34,0	34,5	35,0	35,5	36,0	36,5	37,0	37,6	38,1	38,6	39,2	39,7
								Taille	**114**	**115**	**116**	**117**	**118**	**119**
8 ans et 1 mois								Garçons	24,5	24,9	25,3	25,8	26,2	26,7
								Filles	24,3	24,7	25,1	25,6	26,0	26,5
Taille	**120**	**121**	**122**	**123**	**124**	**125**	**126**	**127**	**128**	**129**	**130**	**131**	**132**	**133**
Garçons	27,1	27,6	28,0	28,5	28,9	29,4	29,9	30,4	30,8	31,3	31,8	32,3	32,8	33,3
Filles	26,9	27,3	27,8	28,3	28,7	29,2	29,7	30,1	30,6	31,1	31,6	32,1	32,5	33,0
Taille	**134**	**135**	**136**	**137**	**138**	**139**	**140**	**141**	**142**	**143**	**144**	**145**	**146**	**147**
Garçons	33,8	34,3	34,8	35,3	35,8	36,4	36,9	37,4	37,9	38,5	39,0	39,6	40,1	40,6
Filles	33,5	34,0	34,6	35,1	35,6	36,1	36,6	37,1	37,7	38,2	38,7	39,3	39,8	40,4
								Taille	**114**	**115**	**116**	**117**	**118**	**119**
8 ans et 2 mois								Garçons	24,5	25,0	25,4	25,8	26,3	26,7
								Filles	24,3	24,8	25,2	25,6	26,1	26,5
Taille	**120**	**121**	**122**	**123**	**124**	**125**	**126**	**127**	**128**	**129**	**130**	**131**	**132**	**133**
Garçons	27,2	27,6	28,1	28,5	29,0	29,5	30,0	30,4	30,9	31,4	31,9	32,4	32,9	33,4
Filles	27,0	27,4	27,9	28,3	28,8	29,3	29,7	30,2	30,7	31,2	31,6	32,1	32,6	33,1
Taille	**134**	**135**	**136**	**137**	**138**	**139**	**140**	**141**	**142**	**143**	**144**	**145**	**146**	**147**
Garçons	33,9	34,4	34,9	35,4	35,9	36,5	37,0	37,5	38,0	38,6	39,1	39,7	40,2	40,8
Filles	33,6	34,1	34,6	35,1	35,7	36,2	36,7	37,2	37,7	38,3	38,8	39,4	39,9	40,5
								Taille	**115**	**116**	**117**	**118**	**119**	**120**
8 ans et 3 mois								Garçons	25,0	25,5	25,9	26,3	26,8	27,2
								Filles	24,8	25,3	25,7	26,1	26,6	27,0
Taille	**121**	**122**	**123**	**124**	**125**	**126**	**127**	**128**	**129**	**130**	**131**	**132**	**133**	**134**
Garçons	27,7	28,2	28,6	29,1	29,6	30,0	30,5	31,0	31,5	32,0	32,5	33,0	33,5	34,0
Filles	27,5	27,9	28,4	28,9	29,3	29,8	30,3	30,8	31,2	31,7	32,2	32,7	33,2	33,7
Taille	**135**	**136**	**137**	**138**	**139**	**140**	**141**	**142**	**143**	**144**	**145**	**146**	**147**	**148**
Garçons	34,5	35,0	35,5	36,0	36,6	37,1	37,6	38,2	38,7	39,2	39,8	40,3	40,9	41,4
Filles	34,2	34,7	35,2	35,7	36,3	36,8	37,3	37,8	38,4	38,9	39,5	40,0	40,6	41,1
								Taille	**115**	**116**	**117**	**118**	**119**	**120**
8 ans et 4 mois								Garçons	25,1	25,5	26,0	26,4	26,9	27,3
								Filles	24,9	25,3	25,7	26,2	26,6	27,1
Taille	**121**	**122**	**123**	**124**	**125**	**126**	**127**	**128**	**129**	**130**	**131**	**132**	**133**	**134**
Garçons	27,8	28,2	28,7	29,2	29,6	30,1	30,6	31,1	31,6	32,1	32,6	33,1	33,6	34,1
Filles	27,5	28,0	28,5	28,9	29,4	29,9	30,3	30,8	31,3	31,8	32,3	32,8	33,3	33,8
Taille	**135**	**136**	**137**	**138**	**139**	**140**	**141**	**142**	**143**	**144**	**145**	**146**	**147**	**148**
Garçons	34,6	35,1	35,6	36,1	36,7	37,2	37,7	38,3	38,8	39,3	39,9	40,4	41,0	41,6
Filles	34,3	34,8	35,3	35,8	36,3	36,9	37,4	37,9	38,5	39,0	39,5	40,1	40,6	41,2
								Taille	**116**	**117**	**118**	**119**	**120**	**121**
8 ans et 5 mois								Garçons	25,6	26,0	26,5	26,9	27,4	27,8
								Filles	25,4	25,8	26,3	26,7	27,2	27,6
Taille	**122**	**123**	**124**	**125**	**126**	**127**	**128**	**129**	**130**	**131**	**132**	**133**	**134**	**135**
Garçons	28,3	28,8	29,2	29,7	30,2	30,7	31,2	31,7	32,1	32,6	33,1	33,6	34,2	34,7
Filles	28,1	28,5	29,0	29,5	29,9	30,4	30,9	31,4	31,9	32,4	32,9	33,4	33,9	34,4
Taille	**136**	**137**	**138**	**139**	**140**	**141**	**142**	**143**	**144**	**145**	**146**	**147**	**148**	**149**
Garçons	35,2	35,7	36,2	36,7	37,3	37,8	38,4	38,9	39,4	40,0	40,5	41,1	41,7	42,2
Filles	34,9	35,4	35,9	36,4	37,0	37,5	38,0	38,6	39,1	39,7	40,2	40,8	41,3	41,9

								Taille	**116**	**117**	**118**	**119**	**120**	**121**
8 ans et demi								Garçons	25,7	26,1	26,6	27,0	27,5	27,9
								Filles	25,4	25,9	26,3	26,8	27,2	27,7
Taille	**122**	**123**	**124**	**125**	**126**	**127**	**128**	**129**	**130**	**131**	**132**	**133**	**134**	**135**
Garçons	28,4	28,9	29,3	29,8	30,3	30,8	31,2	31,7	32,2	32,7	33,2	33,7	34,2	34,8
Filles	28,1	28,6	29,1	29,5	30,0	30,5	31,0	31,5	31,9	32,4	32,9	33,4	33,9	34,4
Taille	**136**	**137**	**138**	**139**	**140**	**141**	**142**	**143**	**144**	**145**	**146**	**147**	**148**	**149**
Garçons	35,3	35,8	36,3	36,8	37,4	37,9	38,5	39,0	39,5	40,1	40,6	41,2	41,8	42,3
Filles	35,0	35,5	36,0	36,5	37,0	37,6	38,1	38,6	39,2	39,7	40,3	40,8	41,4	42,0
								Taille	**117**	**118**	**119**	**120**	**121**	**122**
8 ans et 7 mois								Garçons	26,2	26,6	27,1	27,5	28,0	28,5
								Filles	25,9	26,4	26,8	27,3	27,7	28,2
Taille	**123**	**124**	**125**	**126**	**127**	**128**	**129**	**130**	**131**	**132**	**133**	**134**	**135**	**136**
Garçons	28,9	29,4	29,9	30,4	30,8	31,3	31,8	32,3	32,8	33,3	33,8	34,3	34,8	35,4
Filles	28,7	29,1	29,6	30,1	30,6	31,0	31,5	32,0	32,5	33,0	33,5	34,0	34,5	35,0
Taille	**137**	**138**	**139**	**140**	**141**	**142**	**143**	**144**	**145**	**146**	**147**	**148**	**149**	**150**
Garçons	35,9	36,4	36,9	37,5	38,0	38,6	39,1	39,6	40,2	40,8	41,3	41,9	42,4	43,0
Filles	35,6	36,1	36,6	37,1	37,7	38,2	38,8	39,3	39,8	40,4	40,9	41,5	42,1	42,6
								Taille	**117**	**118**	**119**	**120**	**121**	**122**
8 ans et 8 mois								Garçons	26,2	26,7	27,1	27,6	28,1	28,5
								Filles	26,0	26,5	26,9	27,4	27,8	28,3
Taille	**123**	**124**	**125**	**126**	**127**	**128**	**129**	**130**	**131**	**132**	**133**	**134**	**135**	**136**
Garçons	29,0	29,5	30,0	30,4	30,9	31,4	31,9	32,4	32,9	33,4	33,9	34,4	34,9	35,5
Filles	28,7	29,2	29,7	30,2	30,6	31,1	31,6	32,1	32,6	33,1	33,6	34,1	34,6	35,1
Taille	**137**	**138**	**139**	**140**	**141**	**142**	**143**	**144**	**145**	**146**	**147**	**148**	**149**	**150**
Garçons	36,0	36,5	37,0	37,6	38,1	38,7	39,2	39,8	40,3	40,9	41,4	42,0	42,6	43,1
Filles	35,7	36,2	36,7	37,2	37,8	38,3	38,9	39,4	39,9	40,5	41,1	41,6	42,2	42,8
								Taille	**118**	**119**	**120**	**121**	**122**	**123**
8 ans et 9 mois								Garçons	26,8	27,2	27,7	28,1	28,6	29,1
								Filles	26,5	27,0	27,4	27,9	28,4	28,8
Taille	**124**	**125**	**126**	**127**	**128**	**129**	**130**	**131**	**132**	**133**	**134**	**135**	**136**	**137**
Garçons	29,6	30,0	30,5	31,0	31,5	32,0	32,5	33,0	33,5	34,0	34,5	35,0	35,5	36,1
Filles	29,3	29,8	30,2	30,7	31,2	31,7	32,2	32,7	33,2	33,7	34,2	34,7	35,2	35,8
Taille	**138**	**139**	**140**	**141**	**142**	**143**	**144**	**145**	**146**	**147**	**148**	**149**	**150**	**151**
Garçons	36,6	37,1	37,7	38,2	38,8	39,3	39,9	40,4	41,0	41,5	42,1	42,7	43,2	43,8
Filles	36,3	36,8	37,3	37,9	38,4	39,0	39,5	40,1	40,6	41,2	41,7	42,3	42,9	43,4
								Taille	**118**	**119**	**120**	**121**	**122**	**123**
8 ans et 10 mois								Garçons	26,8	27,3	27,8	28,2	28,7	29,2
								Filles	26,6	27,0	27,5	28,0	28,4	28,9
Taille	**124**	**125**	**126**	**127**	**128**	**129**	**130**	**131**	**132**	**133**	**134**	**135**	**136**	**137**
Garçons	29,6	30,1	30,6	31,1	31,6	32,1	32,6	33,1	33,6	34,1	34,6	35,1	35,7	36,2
Filles	29,4	29,8	30,3	30,8	31,3	31,8	32,3	32,8	33,3	33,8	34,3	34,8	35,3	35,8
Taille	**138**	**139**	**140**	**141**	**142**	**143**	**144**	**145**	**146**	**147**	**148**	**149**	**150**	**151**
Garçons	36,7	37,3	37,8	38,3	38,9	39,4	40,0	40,5	41,1	41,7	42,2	42,8	43,4	44,0
Filles	36,4	36,9	37,4	38,0	38,5	39,1	39,6	40,2	40,7	41,3	41,8	42,4	43,0	43,5
								Taille	**119**	**120**	**121**	**122**	**123**	**124**
8 ans et 11 mois								Garçons	27,4	27,8	28,3	28,8	29,3	29,7
								Filles	27,1	27,6	28,0	28,5	29,0	29,4
Taille	**125**	**126**	**127**	**128**	**129**	**130**	**131**	**132**	**133**	**134**	**135**	**136**	**137**	**138**
Garçons	30,2	30,7	31,2	31,7	32,2	32,7	33,2	33,7	34,2	34,7	35,2	35,8	36,3	36,8
Filles	29,9	30,4	30,9	31,4	31,9	32,4	32,9	33,4	33,9	34,4	34,9	35,4	35,9	36,5
Taille	**139**	**140**	**141**	**142**	**143**	**144**	**145**	**146**	**147**	**148**	**149**	**150**	**151**	**152**
Garçons	37,4	37,9	38,4	39,0	39,5	40,1	40,7	41,2	41,8	42,4	42,9	43,5	44,1	44,7
Filles	37,0	37,5	38,1	38,6	39,2	39,7	40,3	40,8	41,4	41,9	42,5	43,1	43,7	44,2
								Taille	**119**	**120**	**121**	**122**	**123**	**124**
9 ans								Garçons	27,5	27,9	28,4	28,9	29,4	29,8
								Filles	27,2	27,6	28,1	28,6	29,0	29,5
Taille	**125**	**126**	**127**	**128**	**129**	**130**	**131**	**132**	**133**	**134**	**135**	**136**	**137**	**138**
Garçons	30,3	30,8	31,3	31,8	32,3	32,8	33,3	33,8	34,3	34,8	35,4	35,9	36,4	36,9
Filles	30,0	30,5	31,0	31,5	32,0	32,4	32,9	33,5	34,0	34,5	35,0	35,5	36,0	36,6
Taille	**139**	**140**	**141**	**142**	**143**	**144**	**145**	**146**	**147**	**148**	**149**	**150**	**151**	**152**
Garçons	37,5	38,0	38,6	39,1	39,7	40,2	40,8	41,4	41,9	42,5	43,1	43,7	44,2	44,8
Filles	37,1	37,6	38,2	38,7	39,3	39,8	40,4	40,9	41,5	42,1	42,6	43,2	43,8	44,4

9 ans et 1 mois						**Taille**	**119**	**120**	**121**	**122**	**123**	**124**	**125**	
						Garçons	27,6	28,0	28,5	29,0	29,5	29,9	30,4	
						Filles	27,3	27,7	28,2	28,7	29,1	29,6	30,1	
Taille	**126**	**127**	**128**	**129**	**130**	**131**	**132**	**133**	**134**	**135**	**136**	**137**	**138**	**139**
Garçons	30,9	31,4	31,9	32,4	32,9	33,4	33,9	34,4	35,0	35,5	36,0	36,5	37,1	37,6
Filles	30,6	31,0	31,5	32,0	32,5	33,0	33,5	34,1	34,6	35,1	35,6	36,1	36,7	37,2
Taille	**140**	**141**	**142**	**143**	**144**	**145**	**146**	**147**	**148**	**149**	**150**	**151**	**152**	**153**
Garçons	38,2	38,7	39,3	39,8	40,4	40,9	41,5	42,1	42,6	43,2	43,8	44,4	45,0	45,6
Filles	37,7	38,3	38,8	39,4	39,9	40,5	41,0	41,6	42,2	42,7	43,3	43,9	44,5	45,1
9 ans et 2 mois							**Taille**	**120**	**121**	**122**	**123**	**124**	**125**	**126**
							Garçons	28,1	28,6	29,1	29,5	30,0	30,5	31,0
							Filles	27,8	28,3	28,7	29,2	29,7	30,2	30,7
Taille	**127**	**128**	**129**	**130**	**131**	**132**	**133**	**134**	**135**	**136**	**137**	**138**	**139**	**140**
Garçons	31,5	32,0	32,5	33,0	33,5	34,0	34,5	35,1	35,6	36,1	36,7	37,2	37,7	38,3
Filles	31,1	31,6	32,1	32,6	33,1	33,6	34,2	34,7	35,2	35,7	36,2	36,8	37,3	37,8
Taille	**141**	**142**	**143**	**144**	**145**	**146**	**147**	**148**	**149**	**150**	**151**	**152**	**153**	**154**
Garçons	38,8	39,4	39,9	40,5	41,1	41,6	42,2	42,8	43,4	43,9	44,5	45,1	45,7	46,3
Filles	38,4	38,9	39,5	40,0	40,6	41,2	41,7	42,3	42,9	43,4	44,0	44,6	45,2	45,8
9 ans et 3 mois							**Taille**	**120**	**121**	**122**	**123**	**124**	**125**	**126**
							Garçons	28,2	28,7	29,2	29,7	30,1	30,6	31,1
							Filles	27,9	28,4	28,8	29,3	29,8	30,3	30,8
Taille	**127**	**128**	**129**	**130**	**131**	**132**	**133**	**134**	**135**	**136**	**137**	**138**	**139**	**140**
Garçons	31,6	32,1	32,6	33,1	33,6	34,2	34,7	35,2	35,7	36,3	36,8	37,3	37,9	38,4
Filles	31,2	31,7	32,2	32,7	33,2	33,8	34,3	34,8	35,3	35,8	36,4	36,9	37,4	38,0
Taille	**141**	**142**	**143**	**144**	**145**	**146**	**147**	**148**	**149**	**150**	**151**	**152**	**153**	**154**
Garçons	39,0	39,5	40,1	40,6	41,2	41,8	42,4	42,9	43,5	44,1	44,7	45,3	45,9	46,5
Filles	38,5	39,1	39,6	40,2	40,7	41,3	41,9	42,4	43,0	43,6	44,2	44,8	45,3	45,9
9 ans et 4 mois							**Taille**	**120**	**121**	**122**	**123**	**124**	**125**	**126**
							Garçons	28,3	28,8	29,3	29,8	30,2	30,7	31,2
							Filles	28,0	28,4	28,9	29,4	29,9	30,4	30,8
Taille	**127**	**128**	**129**	**130**	**131**	**132**	**133**	**134**	**135**	**136**	**137**	**138**	**139**	**140**
Garçons	31,7	32,2	32,7	33,2	33,8	34,3	34,8	35,3	35,8	36,4	36,9	37,5	38,0	38,6
Filles	31,3	31,8	32,3	32,8	33,3	33,9	34,4	34,9	35,4	35,9	36,5	37,0	37,5	38,1
Taille	**141**	**142**	**143**	**144**	**145**	**146**	**147**	**148**	**149**	**150**	**151**	**152**	**153**	**154**
Garçons	39,1	39,7	40,2	40,8	41,4	41,9	42,5	43,1	43,7	44,3	44,8	45,4	46,0	46,6
Filles	38,6	39,2	39,7	40,3	40,9	41,4	42,0	42,6	43,1	43,7	44,3	44,9	45,5	46,1
9 ans et 5 mois							**Taille**	**120**	**121**	**122**	**123**	**124**	**125**	**126**
							Garçons	28,4	28,9	29,4	29,8	30,3	30,8	31,3
							Filles	28,0	28,5	29,0	29,5	30,0	30,5	30,9
Taille	**127**	**128**	**129**	**130**	**131**	**132**	**133**	**134**	**135**	**136**	**137**	**138**	**139**	**140**
Garçons	31,8	32,3	32,8	33,3	33,9	34,4	34,9	35,4	36,0	36,5	37,0	37,6	38,1	38,7
Filles	31,4	31,9	32,4	32,9	33,4	34,0	34,5	35,0	35,5	36,0	36,6	37,1	37,7	38,2
Taille	**141**	**142**	**143**	**144**	**145**	**146**	**147**	**148**	**149**	**150**	**151**	**152**	**153**	**154**
Garçons	39,2	39,8	40,3	40,9	41,5	42,1	42,6	43,2	43,8	44,4	45,0	45,6	46,2	46,8
Filles	38,7	39,3	39,9	40,4	41,0	41,5	42,1	42,7	43,3	43,9	44,4	45,0	45,6	46,2
9 ans et demi							**Taille**	**121**	**122**	**123**	**124**	**125**	**126**	**127**
							Garçons	29,0	29,5	30,0	30,4	30,9	31,4	31,9
							Filles	28,6	29,1	29,6	30,1	30,5	31,0	31,5
Taille	**128**	**129**	**130**	**131**	**132**	**133**	**134**	**135**	**136**	**137**	**138**	**139**	**140**	**141**
Garçons	32,4	32,9	33,5	34,0	34,5	35,0	35,6	36,1	36,6	37,2	37,7	38,3	38,8	39,4
Filles	32,0	32,5	33,0	33,5	34,1	34,6	35,1	35,6	36,2	36,7	37,2	37,8	38,3	38,9
Taille	**142**	**143**	**144**	**145**	**146**	**147**	**148**	**149**	**150**	**151**	**152**	**153**	**154**	**155**
Garçons	39,9	40,5	41,1	41,6	42,2	42,8	43,4	44,0	44,6	45,1	45,7	46,3	47,0	47,6
Filles	39,4	40,0	40,5	41,1	41,7	42,2	42,8	43,4	44,0	44,6	45,2	45,8	46,4	47,0
9 ans et 7 mois							**Taille**	**121**	**122**	**123**	**124**	**125**	**126**	**127**
							Garçons	29,1	29,6	30,1	30,6	31,0	31,5	32,0
							Filles	28,7	29,2	29,7	30,1	30,6	31,1	31,6
Taille	**128**	**129**	**130**	**131**	**132**	**133**	**134**	**135**	**136**	**137**	**138**	**139**	**140**	**141**
Garçons	32,6	33,1	33,6	34,1	34,6	35,1	35,7	36,2	36,8	37,3	37,8	38,4	38,9	39,5
Filles	32,1	32,6	33,1	33,6	34,2	34,7	35,2	35,7	36,3	36,8	37,3	37,9	38,4	39,0
Taille	**142**	**143**	**144**	**145**	**146**	**147**	**148**	**149**	**150**	**151**	**152**	**153**	**154**	**155**
Garçons	40,1	40,6	41,2	41,8	42,4	42,9	43,5	44,1	44,7	45,3	45,9	46,5	47,1	47,7
Filles	39,5	40,1	40,6	41,2	41,8	42,4	42,9	43,5	44,1	44,7	45,3	45,9	46,5	47,1

							Taille	**122**	**123**	**124**	**125**	**126**	**127**	**128**
9 ans et 8 mois							Garçons	29,7	30,2	30,7	31,2	31,7	32,2	32,7
							Filles	29,3	29,7	30,2	30,7	31,2	31,7	32,2
Taille	**129**	**130**	**131**	**132**	**133**	**134**	**135**	**136**	**137**	**138**	**139**	**140**	**141**	**142**
Garçons	33,2	33,7	34,2	34,7	35,3	35,8	36,3	36,9	37,4	38,0	38,5	39,1	39,6	40,2
Filles	32,7	33,2	33,7	34,3	34,8	35,3	35,8	36,4	36,9	37,4	38,0	38,5	39,1	39,6
Taille	**143**	**144**	**145**	**146**	**147**	**148**	**149**	**150**	**151**	**152**	**153**	**154**	**155**	**156**
Garçons	40,8	41,3	41,9	42,5	43,1	43,7	44,3	44,9	45,5	46,1	46,7	47,3	47,9	48,4
Filles	40,2	40,8	41,3	41,9	42,5	43,1	43,6	44,2	44,8	45,4	46,0	46,6	47,2	47,8
							Taille	**122**	**123**	**124**	**125**	**126**	**127**	**128**
9 ans et 9 mois							Garçons	29,8	30,3	30,8	31,3	31,8	32,3	32,8
							Filles	29,4	29,8	30,3	30,8	31,3	31,8	32,3
Taille	**129**	**130**	**131**	**132**	**133**	**134**	**135**	**136**	**137**	**138**	**139**	**140**	**141**	**142**
Garçons	33,3	33,8	34,3	34,9	35,4	35,9	36,5	37,0	37,6	38,1	38,7	39,2	39,8	40,3
Filles	32,8	33,3	33,8	34,4	34,9	35,4	35,9	36,5	37,0	37,6	38,1	38,7	39,2	39,8
Taille	**143**	**144**	**145**	**146**	**147**	**148**	**149**	**150**	**151**	**152**	**153**	**154**	**155**	**156**
Garçons	40,9	41,5	42,1	42,7	43,2	43,8	44,4	45,0	45,6	46,2	46,8	47,5	48,1	48,7
Filles	40,3	40,9	41,5	42,0	42,6	43,2	43,8	44,4	45,0	45,6	46,2	46,8	47,4	48,0
							Taille	**122**	**123**	**124**	**125**	**126**	**127**	**128**
9 ans et 10 mois							Garçons	29,9	30,4	30,9	31,4	31,9	32,4	32,9
							Filles	29,4	29,9	30,4	30,9	31,4	31,9	32,4
Taille	**129**	**130**	**131**	**132**	**133**	**134**	**135**	**136**	**137**	**138**	**139**	**140**	**141**	**142**
Garçons	33,4	33,9	34,5	35,0	35,5	36,1	36,6	37,1	37,7	38,2	38,8	39,4	39,9	40,5
Filles	32,9	33,4	33,9	34,5	35,0	35,5	36,0	36,6	37,1	37,7	38,2	38,8	39,3	39,9
Taille	**143**	**144**	**145**	**146**	**147**	**148**	**149**	**150**	**151**	**152**	**153**	**154**	**155**	**156**
Garçons	41,1	41,6	42,2	42,8	43,4	44,0	44,6	45,2	45,8	46,4	47,0	47,6	48,2	48,9
Filles	40,4	41,0	41,6	42,2	42,7	43,3	43,9	44,5	45,1	45,7	46,3	46,9	47,5	48,1
							Taille	**123**	**124**	**125**	**126**	**127**	**128**	**129**
9 ans et 11 mois							Garçons	30,5	31,0	31,5	32,0	32,5	33,0	33,5
							Filles	30,0	30,5	31,0	31,5	32,0	32,5	33,0
Taille	**130**	**131**	**132**	**133**	**134**	**135**	**136**	**137**	**138**	**139**	**140**	**141**	**142**	**143**
Garçons	34,1	34,6	35,1	35,6	36,2	36,7	37,3	37,8	38,4	38,9	39,5	40,1	40,6	41,2
Filles	33,5	34,0	34,6	35,1	35,6	36,2	36,7	37,2	37,8	38,3	38,9	39,4	40,0	40,6
Taille	**144**	**145**	**146**	**147**	**148**	**149**	**150**	**151**	**152**	**153**	**154**	**155**	**156**	**157**
Garçons	41,8	42,4	43,0	43,5	44,1	44,7	45,3	45,9	46,6	47,2	47,8	48,4	49,0	49,6
Filles	41,1	41,7	42,3	42,9	43,5	44,0	44,6	45,2	45,8	46,4	47,1	47,7	48,3	48,9
							Taille	**123**	**124**	**125**	**126**	**127**	**128**	**129**
10 ans							Garçons	30,6	31,1	31,6	32,1	32,6	33,1	33,6
							Filles	30,1	30,6	31,1	31,6	32,1	32,6	33,1
Taille	**130**	**131**	**132**	**133**	**134**	**135**	**136**	**137**	**138**	**139**	**140**	**141**	**142**	**143**
Garçons	34,2	34,7	35,2	35,8	36,3	36,9	37,4	38,0	38,5	39,1	39,6	40,2	40,8	41,3
Filles	33,6	34,2	34,7	35,2	35,7	36,3	36,8	37,4	37,9	38,4	39,0	39,6	40,1	40,7
Taille	**144**	**145**	**146**	**147**	**148**	**149**	**150**	**151**	**152**	**153**	**154**	**155**	**156**	**157**
Garçons	41,9	42,5	43,1	43,7	44,3	44,9	45,5	46,1	46,7	47,3	48,0	48,6	49,2	49,8
Filles	41,3	41,8	42,4	43,0	43,6	44,2	44,8	45,4	46,0	46,6	47,2	47,8	48,4	49,0
							Taille	**124**	**125**	**126**	**127**	**128**	**129**	**130**
10 ans et 1 mois							Garçons	31,2	31,7	32,2	32,7	33,2	33,8	34,3
							Filles	30,7	31,2	31,7	32,2	32,7	33,2	33,7
Taille	**131**	**132**	**133**	**134**	**135**	**136**	**137**	**138**	**139**	**140**	**141**	**142**	**143**	**144**
Garçons	34,8	35,4	35,9	36,4	37,0	37,5	38,1	38,6	39,2	39,8	40,3	40,9	41,5	42,1
Filles	34,3	34,8	35,3	35,9	36,4	36,9	37,5	38,0	38,6	39,1	39,7	40,3	40,8	41,4
Taille	**145**	**146**	**147**	**148**	**149**	**150**	**151**	**152**	**153**	**154**	**155**	**156**	**157**	**158**
Garçons	42,7	43,3	43,8	44,4	45,0	45,7	46,3	46,9	47,5	48,1	48,7	49,4	50,0	50,6
Filles	42,0	42,6	43,2	43,7	44,3	44,9	45,5	46,1	46,7	47,4	48,0	48,6	49,2	49,9
							Taille	**124**	**125**	**126**	**127**	**128**	**129**	**130**
10 ans et 2 mois							Garçons	31,3	31,8	32,3	32,8	33,4	33,9	34,4
							Filles	30,8	31,3	31,8	32,3	32,8	33,3	33,9
Taille	**131**	**132**	**133**	**134**	**135**	**136**	**137**	**138**	**139**	**140**	**141**	**142**	**143**	**144**
Garçons	34,9	35,5	36,0	36,6	37,1	37,7	38,2	38,8	39,3	39,9	40,5	41,1	41,6	42,2
Filles	34,4	34,9	35,4	36,0	36,5	37,1	37,6	38,2	38,7	39,3	39,8	40,4	41,0	41,6
Taille	**145**	**146**	**147**	**148**	**149**	**150**	**151**	**152**	**153**	**154**	**155**	**156**	**157**	**158**
Garçons	42,8	43,4	44,0	44,6	45,2	45,8	46,4	47,0	47,7	48,3	48,9	49,5	50,2	50,8
Filles	42,1	42,7	43,3	43,9	44,5	45,1	45,7	46,3	46,9	47,5	48,1	48,8	49,4	50,0

10 ans et 3 mois							**Taille**	**125**	**126**	**127**	**128**	**129**	**130**	**131**
							Garçons	31,9	32,4	33,0	33,5	34,0	34,5	35,1
							Filles	31,4	31,9	32,4	32,9	33,5	34,0	34,5
Taille	**132**	**133**	**134**	**135**	**136**	**137**	**138**	**139**	**140**	**141**	**142**	**143**	**144**	**145**
Garçons	35,6	36,1	36,7	37,2	37,8	38,3	38,9	39,5	40,0	40,6	41,2	41,8	42,4	43,0
Filles	35,0	35,6	36,1	36,7	37,2	37,7	38,3	38,9	39,4	40,0	40,5	41,1	41,7	42,3
Taille	**146**	**147**	**148**	**149**	**150**	**151**	**152**	**153**	**154**	**155**	**156**	**157**	**158**	**159**
Garçons	43,5	44,1	44,7	45,4	46,0	46,6	47,2	47,8	48,5	49,1	49,7	50,4	51,0	51,6
Filles	42,9	43,5	44,0	44,6	45,2	45,9	46,5	47,1	47,7	48,3	48,9	49,6	50,2	50,8

10 ans et 4 mois							**Taille**	**126**	**127**	**128**	**129**	**130**	**131**	**132**
							Garçons	32,5	33,1	33,6	34,1	34,6	35,2	35,7
							Filles	32,1	32,6	33,1	33,6	34,1	34,6	35,2
Taille	**133**	**134**	**135**	**136**	**137**	**138**	**139**	**140**	**141**	**142**	**143**	**144**	**145**	**146**
Garçons	36,3	36,8	37,4	37,9	38,5	39,0	39,6	40,2	40,8	41,3	41,9	42,5	43,1	43,7
Filles	35,7	36,3	36,8	37,3	37,9	38,4	39,0	39,6	40,1	40,7	41,3	41,9	42,4	43,0
Taille	**147**	**148**	**149**	**150**	**151**	**152**	**153**	**154**	**155**	**156**	**157**	**158**	**159**	**160**
Garçons	44,3	44,9	45,5	46,1	46,7	47,4	48,0	48,6	49,3	49,9	50,5	51,2	51,8	52,5
Filles	43,6	44,2	44,8	45,4	46,0	46,6	47,3	47,9	48,5	49,1	49,8	50,4	51,0	51,0

10 ans et 5 mois							**Taille**	**126**	**127**	**128**	**129**	**130**	**131**	**132**
							Garçons	32,7	33,2	33,7	34,2	34,8	35,3	35,8
							Filles	32,2	32,7	33,2	33,7	34,3	34,8	35,3
Taille	**133**	**134**	**135**	**136**	**137**	**138**	**139**	**140**	**141**	**142**	**143**	**144**	**145**	**146**
Garçons	36,4	36,9	37,5	38,0	38,6	39,2	39,7	40,3	40,9	41,5	42,1	42,7	43,2	43,8
Filles	35,9	36,4	36,9	37,5	38,0	38,6	39,2	39,7	40,3	40,9	41,5	42,0	42,6	43,2
Taille	**147**	**148**	**149**	**150**	**151**	**152**	**153**	**154**	**155**	**156**	**157**	**158**	**159**	**160**
Garçons	44,4	45,1	45,7	46,3	46,9	47,5	48,2	48,8	49,4	50,1	50,7	51,4	52,0	52,7
Filles	43,8	44,4	45,0	45,6	46,2	46,8	47,5	48,1	48,7	49,3	50,0	50,6	51,2	51,9

10 ans et demi							**Taille**	**126**	**127**	**128**	**129**	**130**	**131**	**132**
							Garçons	32,8	33,3	33,8	34,4	34,9	35,4	36,0
							Filles	32,3	32,8	33,3	33,9	34,4	34,9	35,5
Taille	**133**	**134**	**135**	**136**	**137**	**138**	**139**	**140**	**141**	**142**	**143**	**144**	**145**	**146**
Garçons	36,5	37,1	37,6	38,2	38,8	39,3	39,9	40,5	41,1	41,6	42,2	42,8	43,4	44,0
Filles	36,0	36,5	37,1	37,6	38,2	38,8	39,3	39,9	40,5	41,0	41,6	42,2	42,8	43,4
Taille	**147**	**148**	**149**	**150**	**151**	**152**	**153**	**154**	**155**	**156**	**157**	**158**	**159**	**160**
Garçons	44,6	45,2	45,8	46,5	47,1	47,7	48,3	49,0	49,6	50,3	50,9	51,6	52,2	52,9
Filles	44,0	44,6	45,2	45,8	46,4	47,0	47,6	48,3	48,9	49,5	50,2	50,8	51,4	52,1

10 ans et 7 mois							**Taille**	**127**	**128**	**129**	**130**	**131**	**132**	**133**
							Garçons	33,4	34,0	34,5	35,0	35,6	36,1	36,7
							Filles	33,0	33,5	34,0	34,5	35,1	35,6	36,1
Taille	**134**	**135**	**136**	**137**	**138**	**139**	**140**	**141**	**142**	**143**	**144**	**145**	**146**	**147**
Garçons	37,2	37,8	38,3	38,9	39,5	40,1	40,6	41,2	41,8	42,4	43,0	43,6	44,2	44,8
Filles	36,7	37,2	37,8	38,3	38,9	39,5	40,0	40,6	41,2	41,8	42,4	43,0	43,5	44,1
Taille	**148**	**149**	**150**	**151**	**152**	**153**	**154**	**155**	**156**	**157**	**158**	**159**	**160**	**161**
Garçons	45,4	46,0	46,6	47,3	47,9	48,5	49,2	49,8	50,4	51,1	51,8	52,4	53,1	53,7
Filles	44,7	45,4	46,0	46,6	47,2	47,8	48,5	49,1	49,7	50,4	51,0	51,6	52,3	53,0

10 ans et 8 mois							**Taille**	**127**	**128**	**129**	**130**	**131**	**132**	**133**
							Garçons	33,6	34,1	34,6	35,2	35,7	36,3	36,8
							Filles	33,1	33,6	34,1	34,7	35,2	35,7	36,3
Taille	**134**	**135**	**136**	**137**	**138**	**139**	**140**	**141**	**142**	**143**	**144**	**145**	**146**	**147**
Garçons	37,4	37,9	38,5	39,1	39,6	40,2	40,8	41,4	42,0	42,6	43,2	43,8	44,4	45,0
Filles	36,8	37,4	37,9	38,5	39,1	39,6	40,2	40,8	41,4	41,9	42,5	43,1	43,7	44,3
Taille	**148**	**149**	**150**	**151**	**152**	**153**	**154**	**155**	**156**	**157**	**158**	**159**	**160**	**161**
Garçons	45,6	46,2	46,8	47,4	48,1	48,7	49,4	50,0	50,6	51,3	52,0	52,6	53,3	53,9
Filles	44,9	45,5	46,1	46,8	47,4	48,0	48,6	49,3	49,9	50,6	51,2	51,9	52,5	53,2

10 ans et 9 mois							**Taille**	**128**	**129**	**130**	**131**	**132**	**133**	**134**
							Garçons	34,2	34,8	35,3	35,8	36,4	37,0	37,5
							Filles	33,7	34,3	34,8	35,3	35,9	36,4	37,0
Taille	**135**	**136**	**137**	**138**	**139**	**140**	**141**	**142**	**143**	**144**	**145**	**146**	**147**	**148**
Garçons	38,1	38,6	39,2	39,8	40,4	40,9	41,5	42,1	42,7	43,3	43,9	44,5	45,1	45,8
Filles	37,5	38,1	38,6	39,2	39,8	40,4	40,9	41,5	42,1	42,7	43,3	43,9	44,5	45,1
Taille	**149**	**150**	**151**	**152**	**153**	**154**	**155**	**156**	**157**	**158**	**159**	**160**	**161**	**162**
Garçons	46,4	47,0	47,6	48,3	48,9	49,5	50,2	50,8	51,5	52,1	52,8	53,5	54,1	54,8
Filles	45,7	46,3	46,9	47,6	48,2	48,8	49,5	50,1	50,8	51,4	52,1	52,7	53,4	54,0

					Taille	**128**	**129**	**130**	**131**	**132**	**133**	**134**	**135**	**136**
10 ans et 10 mois					Garçons	34,4	34,9	35,4	36,0	36,5	37,1	37,7	38,2	38,8
					Filles	33,9	34,4	34,9	35,5	36,0	36,6	37,1	37,7	38,2
Taille	**137**	**138**	**139**	**140**	**141**	**142**	**143**	**144**	**145**	**146**	**147**	**148**	**149**	**150**
Garçons	39,4	39,9	40,5	41,1	41,7	42,3	42,9	43,5	44,1	44,7	45,3	45,9	46,6	47,2
Filles	38,8	39,4	39,9	40,5	41,1	41,7	42,3	42,9	43,5	44,1	44,7	45,3	45,9	46,5
Taille	**151**	**152**	**153**	**154**	**155**	**156**	**157**	**158**	**159**	**160**	**161**	**162**	**163**	**164**
Garçons	47,8	48,4	49,1	49,7	50,4	51,0	51,7	52,3	53,0	53,7	54,4	55,0	55,7	56,4
Filles	47,1	47,8	48,4	49,0	49,7	50,3	50,9	51,6	52,3	52,9	53,6	54,2	54,9	55,6

					Taille	**128**	**129**	**130**	**131**	**132**	**133**	**134**	**135**	**136**
10 ans et 11 mois					Garçons	34,5	35,0	35,6	36,1	36,7	37,2	37,8	38,4	38,9
					Filles	34,0	34,5	35,1	35,6	36,2	36,7	37,3	37,8	38,4
Taille	**137**	**138**	**139**	**140**	**141**	**142**	**143**	**144**	**145**	**146**	**147**	**148**	**149**	**150**
Garçons	39,5	40,1	40,7	41,3	41,8	42,4	43,0	43,6	44,3	44,9	45,5	46,1	46,7	47,4
Filles	39,0	39,5	40,1	40,7	41,3	41,9	42,5	43,0	43,6	44,3	44,9	45,5	46,1	46,7
Taille	**151**	**152**	**153**	**154**	**155**	**156**	**157**	**158**	**159**	**160**	**161**	**162**	**163**	**164**
Garçons	48,0	48,6	49,3	49,9	50,6	51,2	51,9	52,5	53,2	53,9	54,6	55,2	55,9	56,6
Filles	47,3	48,0	48,6	49,2	49,9	50,5	51,2	51,8	52,5	53,1	53,8	54,5	55,2	55,8

					Taille	**128**	**129**	**130**	**131**	**132**	**133**	**134**	**135**	**136**
11 ans					Garçons	34,6	35,2	35,7	36,3	36,8	37,4	37,9	38,5	39,1
					Filles	34,2	34,7	35,2	35,8	36,3	36,9	37,4	38,0	38,6
Taille	**137**	**138**	**139**	**140**	**141**	**142**	**143**	**144**	**145**	**146**	**147**	**148**	**149**	**150**
Garçons	39,7	40,2	40,8	41,4	42,0	42,6	43,2	43,8	44,4	45,0	45,7	46,3	46,9	47,5
Filles	39,1	39,7	40,3	40,9	41,5	42,0	42,6	43,2	43,8	44,4	45,1	45,7	46,3	46,9
Taille	**151**	**152**	**153**	**154**	**155**	**156**	**157**	**158**	**159**	**160**	**161**	**162**	**163**	**164**
Garçons	48,2	48,8	49,5	50,1	50,8	51,4	52,1	52,7	53,4	54,1	54,8	55,5	56,1	56,8
Filles	47,5	48,2	48,8	49,4	50,1	50,7	51,4	52,0	52,7	53,4	54,0	54,7	55,4	56,1

					Taille	**128**	**129**	**130**	**131**	**132**	**133**	**134**	**135**	**136**
11 ans et 1 mois					Garçons	34,8	35,3	35,8	36,4	37,0	37,5	38,1	38,7	39,2
					Filles	34,3	34,9	35,4	36,0	36,5	37,1	37,6	38,2	38,7
Taille	**137**	**138**	**139**	**140**	**141**	**142**	**143**	**144**	**145**	**146**	**147**	**148**	**149**	**150**
Garçons	39,8	40,4	41,0	41,6	42,2	42,8	43,4	44,0	44,6	45,2	45,8	46,5	47,1	47,7
Filles	39,3	39,9	40,5	41,1	41,7	42,2	42,8	43,4	44,0	44,7	45,3	45,9	46,5	47,1
Taille	**151**	**152**	**153**	**154**	**155**	**156**	**157**	**158**	**159**	**160**	**161**	**162**	**163**	**164**
Garçons	48,4	49,0	49,7	50,3	51,0	51,6	52,3	52,9	53,6	54,3	55,0	55,7	56,4	57,0
Filles	47,8	48,4	49,0	49,7	50,3	51,0	51,6	52,3	53,0	53,6	54,3	55,0	55,7	56,3

					Taille	**129**	**130**	**131**	**132**	**133**	**134**	**135**	**136**	**137**
11 ans et 2 mois					Garçons	35,4	36,0	36,5	37,1	37,7	38,2	38,8	39,4	40,0
					Filles	35,0	35,6	36,1	36,7	37,3	37,8	38,4	39,0	39,5
Taille	**138**	**139**	**140**	**141**	**142**	**143**	**144**	**145**	**146**	**147**	**148**	**149**	**150**	**151**
Garçons	40,5	41,1	41,7	42,3	42,9	43,5	44,1	44,8	45,4	46,0	46,6	47,3	47,9	48,5
Filles	40,1	40,7	41,3	41,9	42,5	43,1	43,7	44,3	44,9	45,5	46,1	46,8	47,4	48,0
Taille	**152**	**153**	**154**	**155**	**156**	**157**	**158**	**159**	**160**	**161**	**162**	**163**	**164**	**165**
Garçons	49,2	49,8	50,5	51,1	51,8	52,5	53,1	53,8	54,5	55,2	55,9	56,6	57,3	58,0
Filles	48,7	49,3	49,9	50,6	51,3	51,9	52,6	53,2	53,9	54,6	55,3	56,0	56,6	57,3

					Taille	**130**	**131**	**132**	**133**	**134**	**135**	**136**	**137**	**138**
11 ans et 3 mois					Garçons	36,1	36,7	37,3	37,8	38,4	39,0	39,5	40,1	40,7
					Filles	35,8	36,3	36,9	37,4	38,0	38,6	39,2	39,7	40,3
Taille	**139**	**140**	**141**	**142**	**143**	**144**	**145**	**146**	**147**	**148**	**149**	**150**	**151**	**152**
Garçons	41,3	41,9	42,5	43,1	43,7	44,3	45,0	45,6	46,2	46,8	47,5	48,1	48,7	49,4
Filles	40,9	41,5	42,1	42,7	43,3	43,9	44,5	45,1	45,7	46,4	47,0	47,6	48,3	48,9
Taille	**153**	**154**	**155**	**156**	**157**	**158**	**159**	**160**	**161**	**162**	**163**	**164**	**165**	**166**
Garçons	50,0	50,7	51,4	52,0	52,7	53,4	54,1	54,7	55,4	56,1	56,8	57,5	58,2	58,9
Filles	49,6	50,2	50,9	51,5	52,2	52,8	53,5	54,2	54,9	55,6	56,2	56,9	57,6	58,3

					Taille	**130**	**131**	**132**	**133**	**134**	**135**	**136**	**137**	**138**
11 ans et 4 mois					Garçons	36,3	36,8	37,4	38,0	38,5	39,1	39,7	40,3	40,9
					Filles	36,0	36,5	37,1	37,6	38,2	38,8	39,4	39,9	40,5
Taille	**139**	**140**	**141**	**142**	**143**	**144**	**145**	**146**	**147**	**148**	**149**	**150**	**151**	**152**
Garçons	41,5	42,1	42,7	43,3	43,9	44,5	45,1	45,7	46,4	47,0	47,6	48,3	48,9	49,6
Filles	41,1	41,7	42,3	42,9	43,5	44,1	44,7	45,4	46,0	46,6	47,2	47,9	48,5	49,2
Taille	**153**	**154**	**155**	**156**	**157**	**158**	**159**	**160**	**161**	**162**	**163**	**164**	**165**	**166**
Garçons	50,2	50,9	51,6	52,2	52,9	53,6	54,3	54,9	55,6	56,3	57,0	57,7	58,4	59,1
Filles	49,8	50,5	51,1	51,8	52,5	53,1	53,8	54,5	55,2	55,8	56,5	57,2	57,9	58,6

11 ans et 5 mois	**Taille**		**130**	**131**	**132**	**133**	**134**	**135**	**136**	**137**	**138**	**139**	**140**	**141**
	Garçons		36,4	37,0	37,5	38,1	38,7	39,3	39,9	40,4	41,0	41,6	42,2	42,8
	Filles		36,1	36,7	37,3	37,8	38,4	39,0	39,6	40,1	40,7	41,3	41,9	42,5
Taille	**142**	**143**	**144**	**145**	**146**	**147**	**148**	**149**	**150**	**151**	**152**	**153**	**154**	**155**
Garçons	43,5	44,1	44,7	45,3	45,9	46,6	47,2	47,8	48,5	49,1	49,8	50,4	51,1	51,8
Filles	43,1	43,7	44,4	45,0	45,6	46,2	46,9	47,5	48,1	48,8	49,4	50,1	50,7	51,4
Taille	**156**	**157**	**158**	**159**	**160**	**161**	**162**	**163**	**164**	**165**	**166**	**167**	**168**	**169**
Garçons	52,4	53,1	53,8	54,5	55,2	55,9	56,6	57,3	58,0	58,7	59,4	60,1	60,8	61,5
Filles	52,1	52,7	53,4	54,1	54,8	55,4	56,1	56,8	57,5	58,2	58,9	59,7	60,4	61,1
11 ans et demi	**Taille**		**130**	**131**	**132**	**133**	**134**	**135**	**136**	**137**	**138**	**139**	**140**	**141**
	Garçons		36,6	37,1	37,7	38,3	38,8	39,4	40,0	40,6	41,2	41,8	42,4	43,0
	Filles		36,3	36,9	37,5	38,0	38,6	39,2	39,8	40,4	40,9	41,5	42,1	42,7
Taille	**142**	**143**	**144**	**145**	**146**	**147**	**148**	**149**	**150**	**151**	**152**	**153**	**154**	**155**
Garçons	43,6	44,2	44,9	45,5	46,1	46,7	47,4	48,0	48,7	49,3	50,0	50,6	51,3	52,0
Filles	43,4	44,0	44,6	45,2	45,8	46,5	47,1	47,7	48,4	49,0	49,7	50,3	51,0	51,7
Taille	**156**	**157**	**158**	**159**	**160**	**161**	**162**	**163**	**164**	**165**	**166**	**167**	**168**	**169**
Garçons	52,6	53,3	54,0	54,7	55,4	56,1	56,8	57,5	58,2	58,9	59,6	60,3	61,0	61,8
Filles	52,3	53,0	53,7	54,4	55,0	55,7	56,4	57,1	57,8	58,5	59,2	60,0	60,7	61,4
11 ans et 7 mois	**Taille**		**131**	**132**	**133**	**134**	**135**	**136**	**137**	**138**	**139**	**140**	**141**	**142**
	Garçons		37,3	37,8	38,4	39,0	39,6	40,2	40,8	41,4	42,0	42,6	43,2	43,8
	Filles		37,1	37,7	38,2	38,8	39,4	40,0	40,6	41,2	41,8	42,4	43,0	43,6
Taille	**143**	**144**	**145**	**146**	**147**	**148**	**149**	**150**	**151**	**152**	**153**	**154**	**155**	**156**
Garçons	44,4	45,0	45,7	46,3	46,9	47,6	48,2	48,9	49,5	50,2	50,8	51,5	52,2	52,9
Filles	44,2	44,8	45,4	46,1	46,7	47,3	48,0	48,6	49,3	49,9	50,6	51,3	51,9	52,6
Taille	**157**	**158**	**159**	**160**	**161**	**162**	**163**	**164**	**165**	**166**	**167**	**168**	**169**	**170**
Garçons	53,5	54,2	54,9	55,6	56,3	57,0	57,7	58,4	59,1	59,9	60,6	61,3	62,0	62,8
Filles	53,3	53,9	54,6	55,3	56,0	56,7	57,4	58,1	58,8	59,5	60,3	61,0	61,7	62,4
11 ans et 8 mois	**Taille**		**131**	**132**	**133**	**134**	**135**	**136**	**137**	**138**	**139**	**140**	**141**	**142**
	Garçons		37,4	38,0	38,6	39,1	39,7	40,3	40,9	41,5	42,1	42,7	43,3	44,0
	Filles		37,3	37,8	38,4	39,0	39,6	40,2	40,7	41,3	41,9	42,6	43,2	43,8
Taille	**143**	**144**	**145**	**146**	**147**	**148**	**149**	**150**	**151**	**152**	**153**	**154**	**155**	**156**
Garçons	44,6	45,2	45,8	46,5	47,1	47,8	48,4	49,1	49,7	50,4	51,0	51,7	52,4	53,1
Filles	44,4	45,0	45,6	46,3	46,9	47,6	48,2	48,8	49,5	50,2	50,8	51,5	52,2	52,8
Taille	**157**	**158**	**159**	**160**	**161**	**162**	**163**	**164**	**165**	**166**	**167**	**168**	**169**	**170**
Garçons	53,7	54,4	55,1	55,8	56,5	57,2	57,9	58,6	59,4	60,1	60,8	61,5	62,3	63,0
Filles	53,5	54,2	54,9	55,6	56,3	57,0	57,7	58,4	59,1	59,8	60,5	61,3	62,0	62,7
11 ans et 9 mois	**Taille**		**132**	**133**	**134**	**135**	**136**	**137**	**138**	**139**	**140**	**141**	**142**	**143**
	Garçons		38,1	38,7	39,3	39,9	40,5	41,1	41,7	42,3	42,9	43,5	44,1	44,7
	Filles		38,0	38,6	39,2	39,7	40,3	40,9	41,5	42,1	42,7	43,4	44,0	44,6
Taille	**144**	**145**	**146**	**147**	**148**	**149**	**150**	**151**	**152**	**153**	**154**	**155**	**156**	**157**
Garçons	45,4	46,0	46,6	47,3	47,9	48,6	49,2	49,9	50,6	51,2	51,9	52,6	53,2	53,9
Filles	45,2	45,9	46,5	47,1	47,8	48,4	49,1	49,7	50,4	51,1	51,7	52,4	53,1	53,8
Taille	**158**	**159**	**160**	**161**	**162**	**163**	**164**	**165**	**166**	**167**	**168**	**169**	**170**	**171**
Garçons	54,6	55,3	56,0	56,7	57,4	58,1	58,8	59,6	60,3	61,0	61,8	62,5	63,2	64,0
Filles	54,4	55,1	55,8	56,5	57,2	57,9	58,7	59,4	60,1	60,8	61,6	62,3	63,0	63,8
11 ans et 10 mois	**Taille**		**132**	**133**	**134**	**135**	**136**	**137**	**138**	**139**	**140**	**141**	**142**	**143**
	Garçons		38,3	38,9	39,4	40,0	40,6	41,2	41,8	42,4	43,1	43,7	44,3	44,9
	Filles		38,2	38,8	39,3	39,9	40,5	41,1	41,7	42,3	42,9	43,6	44,2	44,8
Taille	**144**	**145**	**146**	**147**	**148**	**149**	**150**	**151**	**152**	**153**	**154**	**155**	**156**	**157**
Garçons	45,6	46,2	46,8	47,5	48,1	48,8	49,4	50,1	50,8	51,4	52,1	52,8	53,5	54,2
Filles	45,4	46,1	46,7	47,3	48,0	48,6	49,3	50,0	50,6	51,3	52,0	52,6	53,3	54,0
Taille	**158**	**159**	**160**	**161**	**162**	**163**	**164**	**165**	**166**	**167**	**168**	**169**	**170**	**171**
Garçons	54,8	55,5	56,2	56,9	57,7	58,4	59,1	59,8	60,5	61,3	62,0	62,7	63,5	64,2
Filles	54,7	55,4	56,1	56,8	57,5	58,2	58,9	59,6	60,4	61,1	61,8	62,6	63,3	64,1
11 ans et 11 mois	**Taille**		**133**	**134**	**135**	**136**	**137**	**138**	**139**	**140**	**141**	**142**	**143**	**144**
	Garçons		39,0	39,6	40,2	40,8	41,4	42,0	42,6	43,2	43,8	44,5	45,1	45,7
	Filles		38,9	39,5	40,1	40,7	41,3	41,9	42,5	43,1	43,8	44,4	45,0	45,6
Taille	**145**	**146**	**147**	**148**	**149**	**150**	**151**	**152**	**153**	**154**	**155**	**156**	**157**	**158**
Garçons	46,4	47,0	47,6	48,3	49,0	49,6	50,3	50,9	51,6	52,3	53,0	53,7	54,4	55,0
Filles	46,3	46,9	47,6	48,2	48,9	49,5	50,2	50,9	51,5	52,2	52,9	53,6	54,3	54,9
Taille	**159**	**160**	**161**	**162**	**163**	**164**	**165**	**166**	**167**	**168**	**169**	**170**	**171**	**172**
Garçons	55,7	56,4	57,2	57,9	58,6	59,3	60,0	60,8	61,5	62,2	63,0	63,7	64,5	65,2
Filles	55,6	56,3	57,1	57,8	58,5	59,2	59,9	60,7	61,4	62,1	62,9	63,6	64,4	65,1

12 ans	**Taille**		**134**	**135**	**136**	**137**	**138**	**139**	**140**	**141**	**142**	**143**	**144**	**145**
	Garçons		39,7	40,3	40,9	41,5	42,1	42,8	43,4	44,0	44,6	45,3	45,9	46,5
	Filles		39,7	40,3	40,9	41,5	42,1	42,7	43,3	44,0	44,6	45,2	45,8	46,5
Taille	**146**	**147**	**148**	**149**	**150**	**151**	**152**	**153**	**154**	**155**	**156**	**157**	**158**	**159**
Garçons	47,2	47,8	48,5	49,1	49,8	50,5	51,1	51,8	52,5	53,2	53,9	54,5	55,2	55,9
Filles	47,1	47,8	48,4	49,1	49,7	50,4	51,1	51,8	52,4	53,1	53,8	54,5	55,2	55,9
Taille	**160**	**161**	**162**	**163**	**164**	**165**	**166**	**167**	**168**	**169**	**170**	**171**	**172**	**173**
Garçons	56,7	57,4	58,1	58,8	59,5	60,2	61,0	61,7	62,5	63,2	64,0	64,7	65,5	66,2
Filles	56,6	57,3	58,0	58,7	59,5	60,2	60,9	61,7	62,4	63,1	63,9	64,7	65,4	66,2
12 ans et 1 mois	**Taille**		**135**	**136**	**137**	**138**	**139**	**140**	**141**	**142**	**143**	**144**	**145**	**146**
	Garçons		40,5	41,1	41,7	42,3	42,9	43,6	44,2	44,8	45,4	46,1	46,7	47,4
	Filles		40,5	41,1	41,7	42,3	42,9	43,6	44,2	44,8	45,4	46,1	46,7	47,4
Taille	**147**	**148**	**149**	**150**	**151**	**152**	**153**	**154**	**155**	**156**	**157**	**158**	**159**	**160**
Garçons	48,0	48,7	49,3	50,0	50,7	51,3	52,0	52,7	53,4	54,1	54,8	55,5	56,2	56,9
Filles	48,0	48,7	49,3	50,0	50,7	51,3	52,0	52,7	53,4	54,1	54,8	55,5	56,2	56,9
Taille	**161**	**162**	**163**	**164**	**165**	**166**	**167**	**168**	**169**	**170**	**171**	**172**	**173**	**174**
Garçons	57,6	58,3	59,0	59,8	60,5	61,2	62,0	62,7	63,5	64,2	65,0	65,7	66,5	67,3
Filles	57,6	58,3	59,0	59,8	60,5	61,2	62,0	62,7	63,5	64,2	65,0	65,7	66,5	67,3
12 ans et 2 mois	**Taille**		**135**	**136**	**137**	**138**	**139**	**140**	**141**	**142**	**143**	**144**	**145**	**146**
	Garçons		40,6	41,2	41,9	42,5	43,1	43,7	44,3	45,0	45,6	46,2	46,9	47,5
	Filles		40,7	41,3	41,9	42,5	43,1	43,7	44,4	45,0	45,6	46,3	46,9	47,6
Taille	**147**	**148**	**149**	**150**	**151**	**152**	**153**	**154**	**155**	**156**	**157**	**158**	**159**	**160**
Garçons	48,2	48,8	49,5	50,2	50,8	51,5	52,2	52,9	53,6	54,3	55,0	55,7	56,4	57,1
Filles	48,2	48,9	49,6	50,2	50,9	51,6	52,2	52,9	53,6	54,3	55,0	55,7	56,4	57,1
Taille	**161**	**162**	**163**	**164**	**165**	**166**	**167**	**168**	**169**	**170**	**171**	**172**	**173**	**174**
Garçons	57,8	58,5	59,2	60,0	60,7	61,4	62,2	62,9	63,7	64,4	65,2	66,0	66,7	67,5
Filles	57,9	58,6	59,3	60,0	60,8	61,5	62,2	63,0	63,7	64,5	65,3	66,0	66,8	67,6
12 ans et 3 mois	**Taille**		**135**	**136**	**137**	**138**	**139**	**140**	**141**	**142**	**143**	**144**	**145**	**146**
	Garçons		40,8	41,4	42,0	42,6	43,2	43,9	44,5	45,1	45,8	46,4	47,1	47,7
	Filles		40,9	41,5	42,1	42,7	43,3	43,9	44,6	45,2	45,8	46,5	47,1	47,8
Taille	**147**	**148**	**149**	**150**	**151**	**152**	**153**	**154**	**155**	**156**	**157**	**158**	**159**	**160**
Garçons	48,4	49,0	49,7	50,4	51,0	51,7	52,4	53,1	53,8	54,5	55,2	55,9	56,6	57,3
Filles	48,4	49,1	49,8	50,4	51,1	51,8	52,5	53,2	53,9	54,6	55,3	56,0	56,7	57,4
Taille	**161**	**162**	**163**	**164**	**165**	**166**	**167**	**168**	**169**	**170**	**171**	**172**	**173**	**174**
Garçons	58,0	58,7	59,5	60,2	60,9	61,7	62,4	63,2	63,9	64,7	65,4	66,2	67,0	67,8
Filles	58,1	58,8	59,6	60,3	61,0	61,8	62,5	63,3	64,0	64,8	65,6	66,3	67,1	67,9
12 ans et 4 mois	**Taille**		**136**	**137**	**138**	**139**	**140**	**141**	**142**	**143**	**144**	**145**	**146**	**147**
	Garçons		41,5	42,2	42,8	43,4	44,0	44,7	45,3	45,9	46,6	47,2	47,9	48,5
	Filles		41,7	42,3	42,9	43,5	44,1	44,8	45,4	46,1	46,7	47,3	48,0	48,7
Taille	**148**	**149**	**150**	**151**	**152**	**153**	**154**	**155**	**156**	**157**	**158**	**159**	**160**	**161**
Garçons	49,2	49,9	50,5	51,2	51,9	52,6	53,3	54,0	54,7	55,4	56,1	56,8	57,5	58,2
Filles	49,3	50,0	50,7	51,3	52,0	52,7	53,4	54,1	54,8	55,5	56,2	56,9	57,7	58,4
Taille	**162**	**163**	**164**	**165**	**166**	**167**	**168**	**169**	**170**	**171**	**172**	**173**	**174**	**175**
Garçons	58,9	59,7	60,4	61,1	61,9	62,6	63,4	64,1	64,9	65,7	66,4	67,2	68,0	68,8
Filles	59,1	59,8	60,6	61,3	62,1	62,8	63,6	64,3	65,1	65,9	66,6	67,4	68,2	69,0
12 ans et 5 mois	**Taille**		**136**	**137**	**138**	**139**	**140**	**141**	**142**	**143**	**144**	**145**	**146**	**147**
	Garçons		41,7	42,3	42,9	43,5	44,2	44,8	45,4	46,1	46,7	47,4	48,0	48,7
	Filles		41,8	42,5	43,1	43,7	44,3	45,0	45,6	46,3	46,9	47,6	48,2	48,9
Taille	**148**	**149**	**150**	**151**	**152**	**153**	**154**	**155**	**156**	**157**	**158**	**159**	**160**	**161**
Garçons	49,4	50,0	50,7	51,4	52,1	52,8	53,5	54,2	54,9	55,6	56,3	57,0	57,7	58,4
Filles	49,5	50,2	50,9	51,6	52,3	53,0	53,6	54,3	55,0	55,8	56,5	57,2	57,9	58,6
Taille	**162**	**163**	**164**	**165**	**166**	**167**	**168**	**169**	**170**	**171**	**172**	**173**	**174**	**175**
Garçons	59,2	59,9	60,6	61,4	62,1	62,9	63,6	64,4	65,1	65,9	66,7	67,5	68,2	69,0
Filles	59,4	60,1	60,8	61,6	62,3	63,1	63,8	64,6	65,4	66,1	66,9	67,7	68,5	69,3
12 ans et demi	**Taille**		**136**	**137**	**138**	**139**	**140**	**141**	**142**	**143**	**144**	**145**	**146**	**147**
	Garçons		41,8	42,5	43,1	43,7	44,3	45,0	45,6	46,3	46,9	47,6	48,2	48,9
	Filles		42,0	42,6	43,3	43,9	44,5	45,2	45,8	46,5	47,1	47,8	48,4	49,1
Taille	**148**	**149**	**150**	**151**	**152**	**153**	**154**	**155**	**156**	**157**	**158**	**159**	**160**	**161**
Garçons	49,5	50,2	50,9	51,6	52,3	53,0	53,6	54,3	55,0	55,8	56,5	57,2	57,9	58,6
Filles	49,8	50,4	51,1	51,8	52,5	53,2	53,9	54,6	55,3	56,0	56,7	57,4	58,2	58,9
Taille	**162**	**163**	**164**	**165**	**166**	**167**	**168**	**169**	**170**	**171**	**172**	**173**	**174**	**175**
Garçons	59,4	60,1	60,8	61,6	62,3	63,1	63,8	64,6	65,4	66,1	66,9	67,7	68,5	69,3
Filles	59,6	60,4	61,1	61,9	62,6	63,4	64,1	64,9	65,7	66,4	67,2	68,0	68,8	69,6

12 ans et 7 mois											Taille	136	137	138
											Garçons	42,0	42,6	43,2
Taille	**139**	**140**	**141**	**142**	**143**	**144**	**145**	**146**	**147**	**148**	**149**	**150**	**151**	**152**
Garçons	43,9	44,5	45,1	45,8	46,4	47,1	47,7	48,4	49,1	49,7	50,4	51,1	51,8	52,4
Filles	44,1	44,7	45,4	46,0	46,7	47,3	48,0	48,6	49,3	50,0	50,7	51,3	52,0	52,7
Taille	**153**	**154**	**155**	**156**	**157**	**158**	**159**	**160**	**161**	**162**	**163**	**164**	**165**	**166**
Garçons	53,1	53,8	54,5	55,2	56,0	56,7	57,4	58,1	58,8	59,6	60,3	61,1	61,8	62,6
Filles	53,4	54,1	54,8	55,5	56,2	57,0	57,7	58,4	59,2	59,9	60,6	61,4	62,1	62,9
Taille	**167**	**168**	**169**	**170**	**171**	**172**	**173**	**174**	**175**	**176**	**177**	**178**	**179**	**180**
Garçons	63,3	64,1	64,8	65,6	66,4	67,2	67,9	68,7	69,5	70,3	71,1	71,9	72,7	73,6
Filles	63,6	64,4	65,2	65,9	66,7	67,5	68,3	69,1	69,9	70,7	71,5	72,3	73,1	73,9

12 ans et 8 mois											Taille	136	137	138
											Garçons	42,1	42,8	43,4
Taille	**139**	**140**	**141**	**142**	**143**	**144**	**145**	**146**	**147**	**148**	**149**	**150**	**151**	**152**
Garçons	44,0	44,6	45,3	45,9	46,6	47,2	47,9	48,6	49,2	49,9	50,6	51,3	51,9	52,6
Filles	44,3	44,9	45,6	46,2	46,9	47,5	48,2	48,9	49,5	50,2	50,9	51,6	52,3	53,0
Taille	**153**	**154**	**155**	**156**	**157**	**158**	**159**	**160**	**161**	**162**	**163**	**164**	**165**	**166**
Garçons	53,3	54,0	54,7	55,4	56,2	56,9	57,6	58,3	59,0	59,8	60,5	61,3	62,0	62,8
Filles	53,7	54,4	55,1	55,8	56,5	57,2	57,9	58,7	59,4	60,2	60,9	61,6	62,4	63,2
Taille	**167**	**168**	**169**	**170**	**171**	**172**	**173**	**174**	**175**	**176**	**177**	**178**	**179**	**180**
Garçons	63,5	64,3	65,1	65,8	66,6	67,4	68,2	69,0	69,8	70,6	71,4	72,2	73,0	73,8
Filles	63,9	64,7	65,5	66,2	67,0	67,8	68,6	69,4	70,2	71,0	71,8	72,6	73,4	74,3

12 ans et 9 mois											Taille	136	137	138
											Garçons	42,3	42,9	43,5
Taille	**139**	**140**	**141**	**142**	**143**	**144**	**145**	**146**	**147**	**148**	**149**	**150**	**151**	**152**
Garçons	44,2	44,8	45,4	46,1	46,7	47,4	48,1	48,7	49,4	50,1	50,8	51,4	52,1	52,8
Filles	44,5	45,1	45,8	46,4	47,1	47,7	48,4	49,1	49,7	50,4	51,1	51,8	52,5	53,2
Taille	**153**	**154**	**155**	**156**	**157**	**158**	**159**	**160**	**161**	**162**	**163**	**164**	**165**	**166**
Garçons	53,5	54,2	54,9	55,6	56,3	57,1	57,8	58,5	59,3	60,0	60,7	61,5	62,2	63,0
Filles	53,9	54,6	55,3	56,0	56,7	57,5	58,2	58,9	59,7	60,4	61,2	61,9	62,7	63,4
Taille	**167**	**168**	**169**	**170**	**171**	**172**	**173**	**174**	**175**	**176**	**177**	**178**	**179**	**180**
Garçons	63,8	64,5	65,3	66,1	66,8	67,6	68,4	69,2	70,0	70,8	71,6	72,4	73,2	74,1
Filles	64,2	65,0	65,7	66,5	67,3	68,1	68,9	69,7	70,5	71,3	72,1	72,9	73,8	74,6

12 ans et 10 mois											Taille	137	138	139
											Garçons	43,1	43,7	44,3
Taille	**140**	**141**	**142**	**143**	**144**	**145**	**146**	**147**	**148**	**149**	**150**	**151**	**152**	**153**
Garçons	45,0	45,6	46,3	46,9	47,6	48,2	48,9	49,6	50,2	50,9	51,6	52,3	53,0	53,7
Filles	45,3	46,0	46,6	47,3	47,9	48,6	49,3	50,0	50,6	51,3	52,0	52,7	53,4	54,1
Taille	**154**	**155**	**156**	**157**	**158**	**159**	**160**	**161**	**162**	**163**	**164**	**165**	**166**	**167**
Garçons	54,4	55,1	55,8	56,5	57,3	58,0	58,7	59,5	60,2	60,9	61,7	62,5	63,2	64,0
Filles	54,8	55,5	56,3	57,0	57,7	58,4	59,2	59,9	60,7	61,4	62,2	62,9	63,7	64,5
Taille	**168**	**169**	**170**	**171**	**172**	**173**	**174**	**175**	**176**	**177**	**178**	**179**	**180**	**181**
Garçons	64,7	65,5	66,3	67,1	67,9	68,7	69,5	70,3	71,1	71,9	72,7	73,5	74,3	75,2
Filles	65,3	66,0	66,8	67,6	68,4	69,2	70,0	70,8	71,6	72,4	73,3	74,1	74,9	75,7

12 ans et 11 mois											Taille	137	138	139
											Garçons	43,2	43,8	44,5
Taille	**140**	**141**	**142**	**143**	**144**	**145**	**146**	**147**	**148**	**149**	**150**	**151**	**152**	**153**
Garçons	45,1	45,8	46,4	47,1	47,7	48,4	49,1	49,7	50,4	51,1	51,8	52,5	53,2	53,9
Filles	45,5	46,1	46,8	47,5	48,1	48,8	49,5	50,2	50,8	51,5	52,2	52,9	53,6	54,3
Taille	**154**	**155**	**156**	**157**	**158**	**159**	**160**	**161**	**162**	**163**	**164**	**165**	**166**	**167**
Garçons	54,6	55,3	56,0	56,7	57,5	58,2	58,9	59,7	60,4	61,2	61,9	62,7	63,4	64,2
Filles	55,0	55,8	56,5	57,2	57,9	58,7	59,4	60,2	60,9	61,7	62,4	63,2	64,0	64,7
Taille	**168**	**169**	**170**	**171**	**172**	**173**	**174**	**175**	**176**	**177**	**178**	**179**	**180**	**181**
Garçons	65,0	65,7	66,5	67,3	68,1	68,9	69,7	70,5	71,3	72,1	72,9	73,8	74,6	75,4
Filles	65,5	66,3	67,1	67,9	68,7	69,5	70,3	71,1	71,9	72,7	73,5	74,4	75,2	76,0

13 ans											Taille	137	138	139
											Garçons	43,4	44,0	44,6
Taille	**140**	**141**	**142**	**143**	**144**	**145**	**146**	**147**	**148**	**149**	**150**	**151**	**152**	**153**
Garçons	45,3	45,9	46,6	47,2	47,9	48,6	49,2	49,9	50,6	51,3	52,0	52,7	53,4	54,1
Filles	45,7	46,3	47,0	47,6	48,3	49,0	49,7	50,3	51,0	51,7	52,4	53,1	53,8	54,5
Taille	**154**	**155**	**156**	**157**	**158**	**159**	**160**	**161**	**162**	**163**	**164**	**165**	**166**	**167**
Garçons	54,8	55,5	56,2	56,9	57,7	58,4	59,1	59,9	60,6	61,4	62,1	62,9	63,7	64,4
Filles	55,3	56,0	56,7	57,4	58,2	58,9	59,6	60,4	61,1	61,9	62,7	63,4	64,2	65,0
Taille	**168**	**169**	**170**	**171**	**172**	**173**	**174**	**175**	**176**	**177**	**178**	**179**	**180**	**181**
Garçons	65,2	66,0	66,8	67,5	68,3	69,1	69,9	70,7	71,6	72,4	73,2	74,0	74,8	75,7
Filles	65,8	66,5	67,3	68,1	68,9	69,7	70,5	71,4	72,2	73,0	73,8	74,7	75,5	76,3

13 ans et 1 mois								**Taille**	**137**	**138**	**139**	**140**	**141**	**142**
								Garçons	43,5	44,1	44,8	45,4	46,1	46,7
Taille	**143**	**144**	**145**	**146**	**147**	**148**	**149**	**150**	**151**	**152**	**153**	**154**	**155**	**156**
Garçons	47,4	48,1	48,7	49,4	50,1	50,8	51,5	52,2	52,9	53,6	54,3	55,0	55,7	56,4
Filles	47,9	48,5	49,2	49,9	50,6	51,3	52,0	52,7	53,4	54,1	54,8	55,5	56,2	56,9
Taille	**157**	**158**	**159**	**160**	**161**	**162**	**163**	**164**	**165**	**166**	**167**	**168**	**169**	**170**
Garçons	57,1	57,9	58,6	59,3	60,1	60,8	61,6	62,3	63,1	63,9	64,6	65,4	66,2	67,0
Filles	57,7	58,4	59,2	59,9	60,7	61,4	62,2	62,9	63,7	64,5	65,3	66,0	66,8	67,6
Taille	**171**	**172**	**173**	**174**	**175**	**176**	**177**	**178**	**179**	**180**	**181**	**182**	**183**	**184**
Garçons	67,8	68,6	69,4	70,2	71,0	71,8	72,6	73,4	74,3	75,1	75,9	76,8	77,6	78,5
Filles	68,4	69,2	70,0	70,8	71,7	72,5	73,3	74,1	75,0	75,8	76,7	77,5	78,4	79,2

13 ans et 2 mois								**Taille**	**137**	**138**	**139**	**140**	**141**	**142**
								Garçons	43,7	44,3	44,9	45,6	46,2	46,9
Taille	**143**	**144**	**145**	**146**	**147**	**148**	**149**	**150**	**151**	**152**	**153**	**154**	**155**	**156**
Garçons	47,6	48,2	48,9	49,6	50,3	50,9	51,6	52,3	53,0	53,7	54,4	55,2	55,9	56,6
Filles	48,0	48,7	49,4	50,1	50,8	51,5	52,2	52,9	53,6	54,3	55,0	55,7	56,4	57,2
Taille	**157**	**158**	**159**	**160**	**161**	**162**	**163**	**164**	**165**	**166**	**167**	**168**	**169**	**170**
Garçons	57,3	58,1	58,8	59,5	60,3	61,0	61,8	62,6	63,3	64,1	64,9	65,6	66,4	67,2
Filles	57,9	58,6	59,4	60,1	60,9	61,6	62,4	63,2	64,0	64,7	65,5	66,3	67,1	67,9
Taille	**171**	**172**	**173**	**174**	**175**	**176**	**177**	**178**	**179**	**180**	**181**	**182**	**183**	**184**
Garçons	68,0	68,8	69,6	70,4	71,2	72,1	72,9	73,7	74,5	75,4	76,2	77,0	77,9	78,7
Filles	68,7	69,5	70,3	71,1	71,9	72,8	73,6	74,4	75,3	76,1	77,0	77,8	78,7	79,5

								Taille	**138**	**139**	**140**	**141**	**142**	**143**
13 ans et 3 mois								Garçons	44,4	45,1	45,7	46,4	47,1	47,7
								Filles	44,9	45,6	46,2	46,9	47,6	48,2
Taille	**144**	**145**	**146**	**147**	**148**	**149**	**150**	**151**	**152**	**153**	**154**	**155**	**156**	**157**
Garçons	48,4	49,1	49,8	50,4	51,1	51,8	52,5	53,2	53,9	54,6	55,4	56,1	56,8	57,5
Filles	48,9	49,6	50,3	51,0	51,7	52,4	53,1	53,8	54,5	55,2	55,9	56,7	57,4	58,1
Taille	**158**	**159**	**160**	**161**	**162**	**163**	**164**	**165**	**166**	**167**	**168**	**169**	**170**	**171**
Garçons	58,3	59,0	59,8	60,5	61,3	62,0	62,8	63,5	64,3	65,1	65,9	66,7	67,5	68,2
Filles	58,9	59,6	60,4	61,1	61,9	62,7	63,4	64,2	65,0	65,8	66,6	67,4	68,2	69,0
Taille	**172**	**173**	**174**	**175**	**176**	**177**	**178**	**179**	**180**	**181**	**182**	**183**	**184**	**185**
Garçons	69,0	69,9	70,7	71,5	72,3	73,1	74,0	74,8	75,6	76,5	77,3	78,2	79,0	79,9
Filles	69,8	70,6	71,4	72,2	73,1	73,9	74,7	75,6	76,4	77,3	78,1	79,0	79,9	80,7

								Taille	**139**	**140**	**141**	**142**	**143**	**144**
13 ans et 4 mois								Garçons	45,3	45,9	46,6	47,2	47,9	48,6
								Filles	45,8	46,4	47,1	47,7	48,4	49,1
Taille	**145**	**146**	**147**	**148**	**149**	**150**	**151**	**152**	**153**	**154**	**155**	**156**	**157**	**158**
Garçons	49,2	49,9	50,6	51,3	52,0	52,7	53,4	54,1	54,8	55,5	56,3	57,0	57,7	58,5
Filles	49,8	50,5	51,2	51,9	52,6	53,3	54,0	54,7	55,4	56,2	56,9	57,6	58,4	59,1
Taille	**159**	**160**	**161**	**162**	**163**	**164**	**165**	**166**	**167**	**168**	**169**	**170**	**171**	**172**
Garçons	59,2	60,0	60,7	61,5	62,2	63,0	63,8	64,5	65,3	66,1	66,9	67,7	68,5	69,3
Filles	59,9	60,6	61,4	62,1	62,9	63,7	64,5	65,3	66,0	66,8	67,6	68,4	69,2	70,1
Taille	**173**	**174**	**175**	**176**	**177**	**178**	**179**	**180**	**181**	**182**	**183**	**184**	**185**	**186**
Garçons	70,1	70,9	71,7	72,5	73,4	74,2	75,0	75,9	76,7	77,6	78,4	79,3	80,2	81,0
Filles	70,9	71,7	72,5	73,4	74,2	75,0	75,9	76,7	77,5	78,4	79,2	80,0	80,9	81,7

								Taille	**140**	**141**	**142**	**143**	**144**	**145**
13 ans et 5 mois								Garçons	46,1	46,7	47,4	48,1	48,7	49,4
								Filles	46,6	47,3	47,9	48,6	49,3	50,0
Taille	**146**	**147**	**148**	**149**	**150**	**151**	**152**	**153**	**154**	**155**	**156**	**157**	**158**	**159**
Garçons	50,1	50,8	51,5	52,2	52,9	53,6	54,3	55,0	55,7	56,5	57,2	57,9	58,7	59,4
Filles	50,7	51,4	52,1	52,8	53,5	54,2	54,9	55,6	56,4	57,1	57,8	58,6	59,3	60,1
Taille	**160**	**161**	**162**	**163**	**164**	**165**	**166**	**167**	**168**	**169**	**170**	**171**	**172**	**173**
Garçons	60,2	60,9	61,7	62,4	63,2	64,0	64,8	65,5	66,3	67,1	67,9	68,7	69,5	70,3
Filles	60,9	61,6	62,4	63,2	63,9	64,7	65,5	66,3	67,1	67,9	68,7	69,5	70,3	71,1
Taille	**174**	**175**	**176**	**177**	**178**	**179**	**180**	**181**	**182**	**183**	**184**	**185**	**186**	**187**
Garçons	71,1	72,0	72,8	73,6	74,5	75,3	76,1	77,0	77,8	78,7	79,6	80,4	81,3	82,2
Filles	72,0	72,8	73,6	74,5	75,3	76,2	77,0	77,9	78,7	79,6	80,5	81,4	82,2	83,1

13 ans et demi						**Taille**	**139**	**140**	**141**	**142**	**143**	**144**	**145**	**146**
						Garçons	45,6	46,2	46,9	47,5	48,2	48,9	49,6	50,3
						Filles	46,1	46,8	47,4	48,1	48,8	49,5	50,2	50,9
Taille	**147**	**148**	**149**	**150**	**151**	**152**	**153**	**154**	**155**	**156**	**157**	**158**	**159**	**160**
Garçons	51,0	51,6	52,3	53,1	53,8	54,5	55,2	55,9	56,7	57,4	58,1	58,9	59,6	60,4
Filles	51,6	52,3	53,0	53,7	54,4	55,1	55,9	56,6	57,3	58,1	58,8	59,6	60,3	61,1
Taille	**161**	**162**	**163**	**164**	**165**	**166**	**167**	**168**	**169**	**170**	**171**	**172**	**173**	**174**
Garçons	61,1	61,9	62,6	63,4	64,2	65,0	65,8	66,6	67,3	68,1	69,0	69,8	70,6	71,4
Filles	61,8	62,6	63,4	64,2	65,0	65,7	66,5	67,3	68,1	69,0	69,8	70,6	71,4	72,2
Taille	**175**	**176**	**177**	**178**	**179**	**180**	**181**	**182**	**183**	**184**	**185**	**186**	**187**	**188**
Garçons	72,2	73,0	73,9	74,7	75,6	76,4	77,3	78,1	79,0	79,8	80,7	81,6	82,5	83,3
Filles	73,1	73,9	74,8	75,6	76,4	77,3	78,2	79,0	79,9	80,8	81,7	82,5	83,4	84,3

13 ans et 7 mois						**Taille**	**140**	**141**	**142**	**143**	**144**	**145**	**146**	**147**
						Garçons	46,4	47,0	47,7	48,4	49,0	49,7	50,4	51,1
						Filles	46,9	47,6	48,3	49,0	49,7	50,4	51,1	51,8
Taille	**148**	**149**	**150**	**151**	**152**	**153**	**154**	**155**	**156**	**157**	**158**	**159**	**160**	**161**
Garçons	51,8	52,5	53,2	53,9	54,6	55,4	56,1	56,8	57,6	58,3	59,0	59,8	60,5	61,3
Filles	52,5	53,2	53,9	54,6	55,3	56,1	56,8	57,5	58,3	59,0	59,8	60,5	61,3	62,1
Taille	**162**	**163**	**164**	**165**	**166**	**167**	**168**	**169**	**170**	**171**	**172**	**173**	**174**	**175**
Garçons	62,1	62,8	63,6	64,4	65,2	66,0	66,7	67,5	68,3	69,2	70,0	70,8	71,6	72,4
Filles	62,9	63,6	64,4	65,2	66,0	66,8	67,6	68,4	69,2	70,0	70,9	71,7	72,5	73,3
Taille	**176**	**177**	**178**	**179**	**180**	**181**	**182**	**183**	**184**	**185**	**186**	**187**	**188**	**189**
Garçons	73,3	74,1	74,9	75,8	76,6	77,5	78,3	79,2	80,1	80,9	81,8	82,7	83,6	84,5
Filles	74,2	75,0	75,9	76,7	77,6	78,5	79,3	80,2	81,1	82,0	82,9	83,8	84,6	85,6

13 ans et 8 mois						**Taille**	**141**	**142**	**143**	**144**	**145**	**146**	**147**	**148**
						Garçons	47,2	47,8	48,5	49,2	49,9	50,6	51,3	52,0
						Filles	47,8	48,5	49,1	49,8	50,5	51,2	51,9	52,6
Taille	**149**	**150**	**151**	**152**	**153**	**154**	**155**	**156**	**157**	**158**	**159**	**160**	**161**	**162**
Garçons	52,7	53,4	54,1	54,8	55,5	56,3	57,0	57,7	58,5	59,2	60,0	60,7	61,5	62,3
Filles	53,3	54,1	54,8	55,5	56,3	57,0	57,7	58,5	59,2	60,0	60,8	61,5	62,3	63,1
Taille	**163**	**164**	**165**	**166**	**167**	**168**	**169**	**170**	**171**	**172**	**173**	**174**	**175**	**176**
Garçons	63,0	63,8	64,6	65,4	66,2	66,9	67,7	68,6	69,4	70,2	71,0	71,8	72,6	73,5
Filles	63,8	64,6	65,4	66,2	67,0	67,8	68,6	69,4	70,3	71,1	71,9	72,8	73,6	74,4
Taille	**177**	**178**	**179**	**180**	**181**	**182**	**183**	**184**	**185**	**186**	**187**	**188**	**189**	**190**
Garçons	74,3	75,2	76,0	76,9	77,7	78,6	79,4	80,3	81,2	82,1	82,9	83,8	84,7	85,6
Filles	75,3	76,1	77,0	77,9	78,7	79,6	80,5	81,4	82,2	83,1	84,0	84,9	85,8	86,7

13 ans et 9 mois						**Taille**	**141**	**142**	**143**	**144**	**145**	**146**	**147**	**148**
						Garçons	47,3	48,0	48,6	49,3	50,0	50,7	51,4	52,1
						Filles	47,9	48,6	49,3	50,0	50,7	51,4	52,1	52,8
Taille	**149**	**150**	**151**	**152**	**153**	**154**	**155**	**156**	**157**	**158**	**159**	**160**	**161**	**162**
Garçons	52,8	53,5	54,2	55,0	55,7	56,4	57,2	57,9	58,6	59,4	60,1	60,9	61,7	62,4
Filles	53,5	54,2	55,0	55,7	56,4	57,2	57,9	58,7	59,4	60,2	61,0	61,7	62,5	63,3
Taille	**163**	**164**	**165**	**166**	**167**	**168**	**169**	**170**	**171**	**172**	**173**	**174**	**175**	**176**
Garçons	63,2	64,0	64,8	65,6	66,3	67,1	67,9	68,8	69,6	70,4	71,2	72,0	72,9	73,7
Filles	64,1	64,8	65,6	66,4	67,2	68,0	68,9	69,7	70,5	71,3	72,2	73,0	73,8	74,7
Taille	**177**	**178**	**179**	**180**	**181**	**182**	**183**	**184**	**185**	**186**	**187**	**188**	**189**	**190**
Garçons	74,5	75,4	76,2	77,1	77,9	78,8	79,7	80,5	81,4	82,3	83,2	84,1	85,0	85,9
Filles	75,5	76,4	77,3	78,1	79,0	79,9	80,7	81,6	82,5	83,4	84,3	85,2	86,1	87,0

13 ans et 10 mois						**Taille**	**141**	**142**	**143**	**144**	**145**	**146**	**147**	**148**
						Garçons	47,4	48,1	48,8	49,5	50,2	50,9	51,6	52,3
						Filles	48,1	48,8	49,5	50,2	50,9	51,6	52,3	53,0
Taille	**149**	**150**	**151**	**152**	**153**	**154**	**155**	**156**	**157**	**158**	**159**	**160**	**161**	**162**
Garçons	53,0	53,7	54,4	55,1	55,9	56,6	57,3	58,1	58,8	59,6	60,3	61,1	61,8	62,6
Filles	53,7	54,4	55,2	55,9	56,6	57,4	58,1	58,9	59,6	60,4	61,2	61,9	62,7	63,5
Taille	**163**	**164**	**165**	**166**	**167**	**168**	**169**	**170**	**171**	**172**	**173**	**174**	**175**	**176**
Garçons	63,4	64,2	65,0	65,7	66,5	67,3	68,1	69,0	69,8	70,6	71,4	72,2	73,1	73,9
Filles	64,3	65,1	65,9	66,7	67,5	68,3	69,1	69,9	70,7	71,6	72,4	73,2	74,1	74,9
Taille	**177**	**178**	**179**	**180**	**181**	**182**	**183**	**184**	**185**	**186**	**187**	**188**	**189**	**190**
Garçons	74,8	75,6	76,4	77,3	78,2	79,0	79,9	80,8	81,7	82,5	83,4	84,3	85,2	86,1
Filles	75,8	76,6	77,5	78,4	79,2	80,1	81,0	81,9	82,8	83,7	84,6	85,5	86,4	87,3

13 ans et 11 mois					**Taille**	**142**	**143**	**144**	**145**	**146**	**147**	**148**	**149**	**150**
					Garçons	48,3	48,9	49,6	50,3	51,0	51,7	52,4	53,1	53,8
					Filles	48,9	49,6	50,3	51,0	51,7	52,4	53,2	53,9	54,6
Taille	**151**	**152**	**153**	**154**	**155**	**156**	**157**	**158**	**159**	**160**	**161**	**162**	**163**	**164**
Garçons	54,6	55,3	56,0	56,8	57,5	58,2	59,0	59,7	60,5	61,3	62,0	62,8	63,6	64,4
Filles	55,3	56,1	56,8	57,6	58,3	59,1	59,8	60,6	61,4	62,1	62,9	63,7	64,5	65,3
Taille	**165**	**166**	**167**	**168**	**169**	**170**	**171**	**172**	**173**	**174**	**175**	**176**	**177**	**178**
Garçons	65,1	65,9	66,7	67,5	68,3	69,2	70,0	70,8	71,6	72,5	73,3	74,1	75,0	75,8
Filles	66,1	66,9	67,7	68,5	69,3	70,1	71,0	71,8	72,6	73,5	74,3	75,2	76,0	76,9
Taille	**179**	**180**	**181**	**182**	**183**	**184**	**185**	**186**	**187**	**188**	**189**	**190**	**191**	**192**
Garçons	76,7	77,5	78,4	79,3	80,1	81,0	81,9	82,8	83,7	84,6	85,5	86,4	87,3	88,2
Filles	77,8	78,6	79,5	80,4	81,3	82,2	83,1	84,0	84,9	85,8	86,7	87,6	88,5	89,5
14 ans					**Taille**	**143**	**144**	**145**	**146**	**147**	**148**	**149**	**150**	**151**
					Garçons	49,1	49,8	50,5	51,2	51,9	52,6	53,3	54,0	54,7
					Filles	49,8	50,5	51,2	51,9	52,6	53,3	54,1	54,8	55,5
Taille	**152**	**153**	**154**	**155**	**156**	**157**	**158**	**159**	**160**	**161**	**162**	**163**	**164**	**165**
Garçons	55,4	56,2	56,9	57,7	58,4	59,2	59,9	60,7	61,4	62,2	63,0	63,8	64,6	65,3
Filles	56,3	57,0	57,7	58,5	59,3	60,0	60,8	61,6	62,3	63,1	63,9	64,7	65,5	66,3
Taille	**166**	**167**	**168**	**169**	**170**	**171**	**172**	**173**	**174**	**175**	**176**	**177**	**178**	**179**
Garçons	66,1	66,9	67,7	68,5	69,4	70,2	71,0	71,8	72,7	73,5	74,3	75,2	76,0	76,9
Filles	67,1	67,9	68,7	69,5	70,4	71,2	72,0	72,9	73,7	74,6	75,4	76,3	77,2	78,0
Taille	**180**	**181**	**182**	**183**	**184**	**185**	**186**	**187**	**188**	**189**	**190**	**191**	**192**	**193**
Garçons	77,8	78,6	79,5	80,4	81,3	82,1	83,0	83,9	84,8	85,7	86,6	87,6	88,5	89,4
14 ans et 1 mois					**Taille**	**144**	**145**	**146**	**147**	**148**	**149**	**150**	**151**	**152**
					Garçons	49,9	50,6	51,3	52,0	52,7	53,4	54,2	54,9	55,6
					Filles	50,6	51,3	52,1	52,8	53,5	54,2	54,9	55,7	56,4
Taille	**153**	**154**	**155**	**156**	**157**	**158**	**159**	**160**	**161**	**162**	**163**	**164**	**165**	**166**
Garçons	56,3	57,1	57,8	58,6	59,3	60,1	60,9	61,6	62,4	63,2	64,0	64,7	65,5	66,3
Filles	57,2	57,9	58,7	59,4	60,2	61,0	61,7	62,5	63,3	64,1	64,9	65,7	66,5	67,3
Taille	**167**	**168**	**169**	**170**	**171**	**172**	**173**	**174**	**175**	**176**	**177**	**178**	**179**	**180**
Garçons	67,1	67,9	68,7	69,6	70,4	71,2	72,0	72,9	73,7	74,6	75,4	76,3	77,1	78,0
Filles	68,1	68,9	69,7	70,6	71,4	72,2	73,1	73,9	74,8	75,6	76,5	77,4	78,2	79,1
Taille	**181**	**182**	**183**	**184**	**185**	**186**	**187**	**188**	**189**	**190**	**191**	**192**	**193**	**194**
Garçons	78,9	79,7	80,6	81,5	82,4	83,3	84,2	85,1	86,0	86,9	87,8	88,7	89,7	90,6
14 ans et 2 mois					**Taille**	**144**	**145**	**146**	**147**	**148**	**149**	**150**	**151**	**152**
					Garçons	50,1	50,8	51,5	52,2	52,9	53,6	54,3	55,0	55,8
					Filles	50,8	51,5	52,2	52,9	53,6	54,4	55,1	55,8	56,6
Taille	**153**	**154**	**155**	**156**	**157**	**158**	**159**	**160**	**161**	**162**	**163**	**164**	**165**	**166**
Garçons	56,5	57,3	58,0	58,7	59,5	60,3	61,0	61,8	62,6	63,4	64,1	64,9	65,7	66,5
Filles	57,3	58,1	58,8	59,6	60,4	61,1	61,9	62,7	63,5	64,3	65,1	65,9	66,7	67,5
Taille	**167**	**168**	**169**	**170**	**171**	**172**	**173**	**174**	**175**	**176**	**177**	**178**	**179**	**180**
Garçons	67,3	68,1	68,9	69,8	70,6	71,4	72,2	73,1	73,9	74,8	75,6	76,5	77,3	78,2
Filles	68,3	69,1	69,9	70,8	71,6	72,5	73,3	74,1	75,0	75,9	76,7	77,6	78,5	79,3
Taille	**181**	**182**	**183**	**184**	**185**	**186**	**187**	**188**	**189**	**190**	**191**	**192**	**193**	**194**
Garçons	79,1	80,0	80,8	81,7	82,6	83,5	84,4	85,3	86,2	87,1	88,1	89,0	89,9	90,9
14 ans et 3 mois					**Taille**	**145**	**146**	**147**	**148**	**149**	**150**	**151**	**152**	**153**
					Garçons	50,9	51,6	52,3	53,0	53,7	54,5	55,2	55,9	56,7
					Filles	51,6	52,4	53,1	53,8	54,5	55,3	56,0	56,7	57,5
Taille	**154**	**155**	**156**	**157**	**158**	**159**	**160**	**161**	**162**	**163**	**164**	**165**	**166**	**167**
Garçons	57,4	58,2	58,9	59,7	60,4	61,2	62,0	62,8	63,5	64,3	65,1	65,9	66,7	67,5
Filles	58,2	59,0	59,8	60,5	61,3	62,1	62,9	63,7	64,5	65,3	66,1	66,9	67,7	68,5
Taille	**168**	**169**	**170**	**171**	**172**	**173**	**174**	**175**	**176**	**177**	**178**	**179**	**180**	**181**
Garçons	68,3	69,1	70,0	70,8	71,6	72,5	73,3	74,1	75,0	75,8	76,7	77,6	78,4	79,3
Filles	69,3	70,1	71,0	71,8	72,7	73,5	74,4	75,2	76,1	76,9	77,8	78,7	79,6	80,5
Taille	**182**	**183**	**184**	**185**	**186**	**187**	**188**	**189**	**190**	**191**	**192**	**193**	**194**	**195**
Garçons	80,2	81,1	82,0	82,9	83,8	84,7	85,6	86,5	87,4	88,3	89,2	90,2	91,1	92,1
14 ans et 4 mois					**Taille**	**145**	**146**	**147**	**148**	**149**	**150**	**151**	**152**	**153**
					Garçons	51,0	51,8	52,5	53,2	53,9	54,6	55,4	56,1	56,8
					Filles	51,8	52,5	53,2	53,9	54,7	55,4	56,1	56,9	57,6
Taille	**154**	**155**	**156**	**157**	**158**	**159**	**160**	**161**	**162**	**163**	**164**	**165**	**166**	**167**
Garçons	57,6	58,3	59,1	59,8	60,6	61,4	62,2	62,9	63,7	64,5	65,3	66,1	66,9	67,7
Filles	58,4	59,1	59,9	60,7	61,5	62,2	63,0	63,8	64,6	65,4	66,2	67,0	67,8	68,7
Taille	**168**	**169**	**170**	**171**	**172**	**173**	**174**	**175**	**176**	**177**	**178**	**179**	**180**	**181**
Garçons	68,5	69,3	70,2	71,0	71,8	72,7	73,5	74,4	75,2	76,1	76,9	77,8	78,7	79,5
Filles	69,5	70,3	71,2	72,0	72,8	73,7	74,5	75,4	76,3	77,1	78,0	78,9	79,8	80,7
Taille	**182**	**183**	**184**	**185**	**186**	**187**	**188**	**189**	**190**	**191**	**192**	**193**	**194**	**195**
Garçons	80,4	81,3	82,2	83,1	84,0	84,9	85,8	86,7	87,7	88,6	89,5	90,4	91,4	92,3

14 ans et 5 mois				**Taille**	**145**	**146**	**147**	**148**	**149**	**150**	**151**	**152**	**153**	**154**
				Garçons	51,2	51,9	52,6	53,3	54,1	54,8	55,5	56,3	57,0	57,7
				Filles	51,9	52,6	53,3	54,1	54,8	55,5	56,3	57,0	57,8	58,5
Taille	**155**	**156**	**157**	**158**	**159**	**160**	**161**	**162**	**163**	**164**	**165**	**166**	**167**	**168**
Garçons	58,5	59,3	60,0	60,8	61,6	62,3	63,1	63,9	64,7	65,5	66,3	67,1	67,9	68,7
Filles	59,3	60,1	60,8	61,6	62,4	63,2	64,0	64,8	65,6	66,4	67,2	68,0	68,8	69,7
Taille	**169**	**170**	**171**	**172**	**173**	**174**	**175**	**176**	**177**	**178**	**179**	**180**	**181**	**182**
Garçons	69,5	70,4	71,2	72,0	72,9	73,7	74,6	75,4	76,3	77,2	78,0	78,9	79,8	80,7
Filles	70,5	71,3	72,2	73,0	73,9	74,7	75,6	76,4	77,3	78,2	79,1	80,0	80,9	81,8
Taille	**183**	**184**	**185**	**186**	**187**	**188**	**189**	**190**	**191**	**192**	**193**	**194**	**195**	**196**
Garçons	81,5	82,4	83,3	84,2	85,1	86,1	87,0	87,9	88,8	89,8	90,7	91,6	92,6	93,5
14 ans et demi				**Taille**	**145**	**146**	**147**	**148**	**149**	**150**	**151**	**152**	**153**	**154**
				Garçons	51,3	52,1	52,8	53,5	54,2	54,9	55,7	56,4	57,2	57,9
				Filles	52,0	52,7	53,5	54,2	54,9	55,7	56,4	57,2	57,9	58,7
Taille	**155**	**156**	**157**	**158**	**159**	**160**	**161**	**162**	**163**	**164**	**165**	**166**	**167**	**168**
Garçons	58,7	59,4	60,2	61,0	61,7	62,5	63,3	64,1	64,9	65,7	66,5	67,3	68,1	68,9
Filles	59,4	60,2	61,0	61,8	62,5	63,3	64,1	64,9	65,7	66,5	67,4	68,2	69,0	69,8
Taille	**169**	**170**	**171**	**172**	**173**	**174**	**175**	**176**	**177**	**178**	**179**	**180**	**181**	**182**
Garçons	69,7	70,6	71,4	72,2	73,1	73,9	74,8	75,6	76,5	77,4	78,2	79,1	80,0	80,9
Filles	70,7	71,5	72,3	73,2	74,0	74,9	75,8	76,6	77,5	78,4	79,3	80,2	81,1	81,9
Taille	**183**	**184**	**185**	**186**	**187**	**188**	**189**	**190**	**191**	**192**	**193**	**194**	**195**	**196**
Garçons	81,8	82,7	83,6	84,5	85,4	86,3	87,2	88,2	89,1	90,0	91,0	91,9	92,9	93,8
14 ans et 7 mois				**Taille**	**146**	**147**	**148**	**149**	**150**	**151**	**152**	**153**	**154**	**155**
				Garçons	52,2	52,9	53,6	54,4	55,1	55,8	56,6	57,3	58,1	58,8
				Filles	52,8	53,6	54,3	55,0	55,8	56,5	57,3	58,0	58,8	59,6
Taille	**156**	**157**	**158**	**159**	**160**	**161**	**162**	**163**	**164**	**165**	**166**	**167**	**168**	**169**
Garçons	59,6	60,4	61,1	61,9	62,7	63,5	64,3	65,1	65,9	66,7	67,5	68,3	69,1	69,9
Filles	60,3	61,1	61,9	62,7	63,5	64,3	65,1	65,9	66,7	67,5	68,3	69,1	70,0	70,8
Taille	**170**	**171**	**172**	**173**	**174**	**175**	**176**	**177**	**178**	**179**	**180**	**181**	**182**	**183**
Garçons	70,8	71,6	72,5	73,3	74,1	75,0	75,9	76,7	77,6	78,5	79,3	80,2	81,1	82,0
Filles	71,6	72,5	73,3	74,2	75,1	75,9	76,8	77,7	78,5	79,4	80,3	81,2	82,1	83,0
Taille	**184**	**185**	**186**	**187**	**188**	**189**	**190**	**191**	**192**	**193**	**194**	**195**	**196**	**197**
Garçons	82,9	83,8	84,7	85,6	86,6	87,5	88,4	89,3	90,3	91,2	92,2	93,1	94,1	95,0
14 ans et 8 mois				**Taille**	**146**	**147**	**148**	**149**	**150**	**151**	**152**	**153**	**154**	**155**
				Garçons	52,4	53,1	53,8	54,5	55,3	56,0	56,7	57,5	58,2	59,0
				Filles	52,9	53,7	54,4	55,1	55,9	56,6	57,4	58,1	58,9	59,7
Taille	**156**	**157**	**158**	**159**	**160**	**161**	**162**	**163**	**164**	**165**	**166**	**167**	**168**	**169**
Garçons	59,8	60,5	61,3	62,1	62,9	63,7	64,5	65,3	66,1	66,9	67,7	68,5	69,3	70,1
Filles	60,5	61,2	62,0	62,8	63,6	64,4	65,2	66,0	66,8	67,6	68,4	69,3	70,1	70,9
Taille	**170**	**171**	**172**	**173**	**174**	**175**	**176**	**177**	**178**	**179**	**180**	**181**	**182**	**183**
Garçons	71,0	71,8	72,7	73,5	74,4	75,2	76,1	76,9	77,8	78,7	79,6	80,5	81,4	82,2
Filles	71,8	72,6	73,5	74,3	75,2	76,1	76,9	77,8	78,7	79,6	80,5	81,4	82,3	83,2
Taille	**184**	**185**	**186**	**187**	**188**	**189**	**190**	**191**	**192**	**193**	**194**	**195**	**196**	**197**
Garçons	83,2	84,1	85,0	85,9	86,8	87,7	88,7	89,6	90,5	91,5	92,4	93,4	94,3	95,3
14 ans et 9 mois				**Taille**	**146**	**147**	**148**	**149**	**150**	**151**	**152**	**153**	**154**	**155**
				Garçons	52,5	53,2	53,9	54,7	55,4	56,1	56,9	57,6	58,4	59,1
				Filles	53,1	53,8	54,5	55,3	56,0	56,8	57,5	58,3	59,0	59,8
Taille	**156**	**157**	**158**	**159**	**160**	**161**	**162**	**163**	**164**	**165**	**166**	**167**	**168**	**169**
Garçons	59,9	60,7	61,5	62,2	63,0	63,8	64,6	65,4	66,2	67,0	67,8	68,7	69,5	70,3
Filles	60,6	61,4	62,1	62,9	63,7	64,5	65,3	66,1	66,9	67,8	68,6	69,4	70,2	71,1
Taille	**170**	**171**	**172**	**173**	**174**	**175**	**176**	**177**	**178**	**179**	**180**	**181**	**182**	**183**
Garçons	71,2	72,0	72,8	73,7	74,5	75,4	76,3	77,1	78,0	78,9	79,8	80,7	81,6	82,4
Filles	71,9	72,8	73,6	74,5	75,4	76,2	77,1	78,0	78,9	79,8	80,6	81,5	82,4	83,4
Taille	**184**	**185**	**186**	**187**	**188**	**189**	**190**	**191**	**192**	**193**	**194**	**195**	**196**	**197**
Garçons	83,4	84,3	85,2	86,1	87,0	87,9	88,9	89,8	90,8	91,7	92,7	93,6	94,6	95,5
14 ans et 10 mois				**Taille**	**146**	**147**	**148**	**149**	**150**	**151**	**152**	**153**	**154**	**155**
				Garçons	52,6	53,3	54,1	54,8	55,5	56,3	57,0	57,8	58,5	59,3
				Filles	53,2	53,9	54,6	55,4	56,1	56,9	57,6	58,4	59,1	59,9
Taille	**156**	**157**	**158**	**159**	**160**	**161**	**162**	**163**	**164**	**165**	**166**	**167**	**168**	**169**
Garçons	60,1	60,8	61,6	62,4	63,2	64,0	64,8	65,6	66,4	67,2	68,0	68,8	69,7	70,5
Filles	60,7	61,5	62,3	63,1	63,8	64,6	65,5	66,3	67,1	67,9	68,7	69,6	70,4	71,2
Taille	**170**	**171**	**172**	**173**	**174**	**175**	**176**	**177**	**178**	**179**	**180**	**181**	**182**	**183**
Garçons	71,3	72,2	73,0	73,9	74,7	75,6	76,4	77,3	78,2	79,1	80,0	80,9	81,8	82,7
Filles	72,1	72,9	73,8	74,6	75,5	76,4	77,3	78,1	79,0	79,9	80,8	81,7	82,6	83,5
Taille	**184**	**185**	**186**	**187**	**188**	**189**	**190**	**191**	**192**	**193**	**194**	**195**	**196**	**197**
Garçons	83,6	84,5	85,4	86,3	87,2	88,2	89,1	90,0	91,0	91,9	92,9	93,8	94,8	95,8

14 ans et 11 mois				**Taille**	**146**	**147**	**148**	**149**	**150**	**151**	**152**	**153**	**154**	**155**
				Garçons	52,7	53,5	54,2	54,9	55,7	56,4	57,2	57,9	58,7	59,4
				Filles	53,3	54,0	54,7	55,5	56,2	57,0	57,7	58,5	59,3	60,0
Taille	**156**	**157**	**158**	**159**	**160**	**161**	**162**	**163**	**164**	**165**	**166**	**167**	**168**	**169**
Garçons	60,2	61,0	61,8	62,5	63,3	64,1	64,9	65,7	66,5	67,4	68,2	69,0	69,8	70,7
Filles	60,8	61,6	62,4	63,2	64,0	64,8	65,6	66,4	67,2	68,0	68,9	69,7	70,5	71,4
Taille	**170**	**171**	**172**	**173**	**174**	**175**	**176**	**177**	**178**	**179**	**180**	**181**	**182**	**183**
Garçons	71,5	72,3	73,2	74,0	74,9	75,8	76,6	77,5	78,4	79,3	80,2	81,1	81,9	82,9
Filles	72,2	73,1	73,9	74,8	75,7	76,5	77,4	78,3	79,2	80,1	81,0	81,9	82,8	83,7
Taille	**184**	**185**	**186**	**187**	**188**	**189**	**190**	**191**	**192**	**193**	**194**	**195**	**196**	**197**
Garçons	83,8	84,7	85,6	86,5	87,4	88,4	89,3	90,3	91,2	92,2	93,1	94,1	95,0	96,0
Garçons 15 ans						**Taille**	**149**	**150**	**151**	**152**	**153**	**154**	**155**	**156**
						Poids limite	55,1	55,8	56,5	57,3	58,1	58,8	59,6	60,4
Taille	**157**	**158**	**159**	**160**	**161**	**162**	**163**	**164**	**165**	**166**	**167**	**168**	**169**	**170**
Poids lim.	61,1	61,9	62,7	63,5	64,3	65,1	65,9	66,7	67,5	68,3	69,2	70,0	70,8	71,7
Taille	**171**	**172**	**173**	**174**	**175**	**176**	**177**	**178**	**179**	**180**	**181**	**182**	**183**	**184**
Poids lim.	72,5	73,4	74,2	75,1	76,0	76,8	77,7	78,6	79,5	80,4	81,2	82,1	83,1	84,0
Taille	**185**	**186**	**187**	**188**	**189**	**190**	**191**	**192**	**193**	**194**	**195**	**196**	**197**	**198**
Poids lim.	84,9	85,8	86,7	87,7	88,6	89,5	90,5	91,4	92,4	93,3	94,3	95,3	96,2	97,2
Garçons 15 ans et 1 mois						**Taille**	**149**	**150**	**151**	**152**	**153**	**154**	**155**	**156**
						Poids limite	55,2	55,9	56,7	57,4	58,2	58,9	59,7	60,5
Taille	**157**	**158**	**159**	**160**	**161**	**162**	**163**	**164**	**165**	**166**	**167**	**168**	**169**	**170**
Poids lim.	61,3	62,0	62,8	63,6	64,4	65,2	66,0	66,8	67,7	68,5	69,3	70,1	71,0	71,8
Taille	**171**	**172**	**173**	**174**	**175**	**176**	**177**	**178**	**179**	**180**	**181**	**182**	**183**	**184**
Poids lim.	72,7	73,5	74,4	75,2	76,1	77,0	77,9	78,7	79,6	80,5	81,4	82,3	83,2	84,1
Taille	**185**	**186**	**187**	**188**	**189**	**190**	**191**	**192**	**193**	**194**	**195**	**196**	**197**	**198**
Poids lim.	85,0	86,0	86,9	87,8	88,8	89,7	90,7	91,6	92,6	93,5	94,5	95,5	96,4	97,4
Garçons 15 ans et 2 mois						**Taille**	**149**	**150**	**151**	**152**	**153**	**154**	**155**	**156**
						Poids limite	55,3	56,0	56,8	57,5	58,3	59,1	59,8	60,6
Taille	**157**	**158**	**159**	**160**	**161**	**162**	**163**	**164**	**165**	**166**	**167**	**168**	**169**	**170**
Poids lim.	61,4	62,2	62,9	63,7	64,5	65,3	66,2	67,0	67,8	68,6	69,4	70,3	71,1	72,0
Taille	**171**	**172**	**173**	**174**	**175**	**176**	**177**	**178**	**179**	**180**	**181**	**182**	**183**	**184**
Poids lim.	72,8	73,7	74,5	75,4	76,3	77,1	78,0	78,9	79,8	80,7	81,6	82,5	83,4	84,3
Taille	**185**	**186**	**187**	**188**	**189**	**190**	**191**	**192**	**193**	**194**	**195**	**196**	**197**	**198**
Poids lim.	85,2	86,1	87,1	88,0	88,9	89,9	90,8	91,8	92,8	93,7	94,7	95,7	96,6	97,6
Garçons 15 ans et 3 mois						**Taille**	**149**	**150**	**151**	**152**	**153**	**154**	**155**	**156**
						Poids limite	55,4	56,1	56,9	57,6	58,4	59,2	59,9	60,7
Taille	**157**	**158**	**159**	**160**	**161**	**162**	**163**	**164**	**165**	**166**	**167**	**168**	**169**	**170**
Poids lim.	61,5	62,3	63,1	63,9	64,7	65,5	66,3	67,1	67,9	68,8	69,6	70,4	71,3	72,1
Taille	**171**	**172**	**173**	**174**	**175**	**176**	**177**	**178**	**179**	**180**	**181**	**182**	**183**	**184**
Poids lim.	73,0	73,8	74,7	75,5	76,4	77,3	78,2	79,1	79,9	80,8	81,7	82,6	83,6	84,5
Taille	**185**	**186**	**187**	**188**	**189**	**190**	**191**	**192**	**193**	**194**	**195**	**196**	**197**	**198**
Poids lim.	85,4	86,3	87,2	88,2	89,1	90,1	91,0	92,0	92,9	93,9	94,9	95,8	96,8	97,8
Filles 15 ans et plus														
Taille	144	145	146	147	**148**	**149**	**150**	**151**	**152**	**153**	**154**	**155**	**156**	**157**
Poids lim.	51,8	52,6	53,3	54,0	54,8	55,5	56,3	57,0	57,8	58,5	59,3	60,1	60,8	61,6
Taille	**158**	**159**	**160**	**161**	**162**	**163**	**164**	**165**	**166**	**167**	**168**	**169**	**170**	**171**
Poids lim.	62,4	63,2	64,0	64,8	65,6	66,4	67,2	68,1	68,9	69,7	70,6	71,4	72,3	73,1
Taille	**172**	**173**	**174**	**175**	**176**	**177**	**178**	**179**	**180**	**181**	**182**	**183**	**184**	**185**
Poids lim.	74,0	74,8	75,7	76,6	77,4	78,3	79,2	80,1	81,0	81,9	82,8	83,7	84,6	85,6
Garçons 15 ans et 4 mois et plus														
Taille	150	151	152	153	154	155	156	157	158	159	160	161	**162**	**163**
Poids lim.	56,3	57,0	57,8	58,5	59,3	60,1	60,8	61,6	62,4	63,2	64,0	64,8	65,6	66,4
Taille	**164**	**165**	**166**	**167**	**168**	**169**	**170**	**171**	**172**	**173**	**174**	**175**	**176**	**177**
Poids-lim.	67,2	68,1	68,9	69,7	70,6	71,4	72,3	73,1	74,0	74,8	75,7	76,6	77,4	78,3
Taille	**178**	**179**	**180**	**181**	**182**	**183**	**184**	**185**	**186**	**187**	**188**	**189**	**190**	**191**
Poids lim.	79,2	80,1	81,0	81,9	82,8	83,7	84,6	85,6	86,5	87,4	88,4	89,3	90,3	91,2
Taille	**192**	**193**	**194**	**195**	**196**	**197**	**198**	**199**	**200**	**201**	**202**	**203**	**204**	**205**
Poids lim.	92,2	93,1	94,1	95,1	96,0	97,0	98,0	99,0	100	101	102	103	104	105

Annexe 2

Méthode graphique pour déterminer le poids limite (filles)

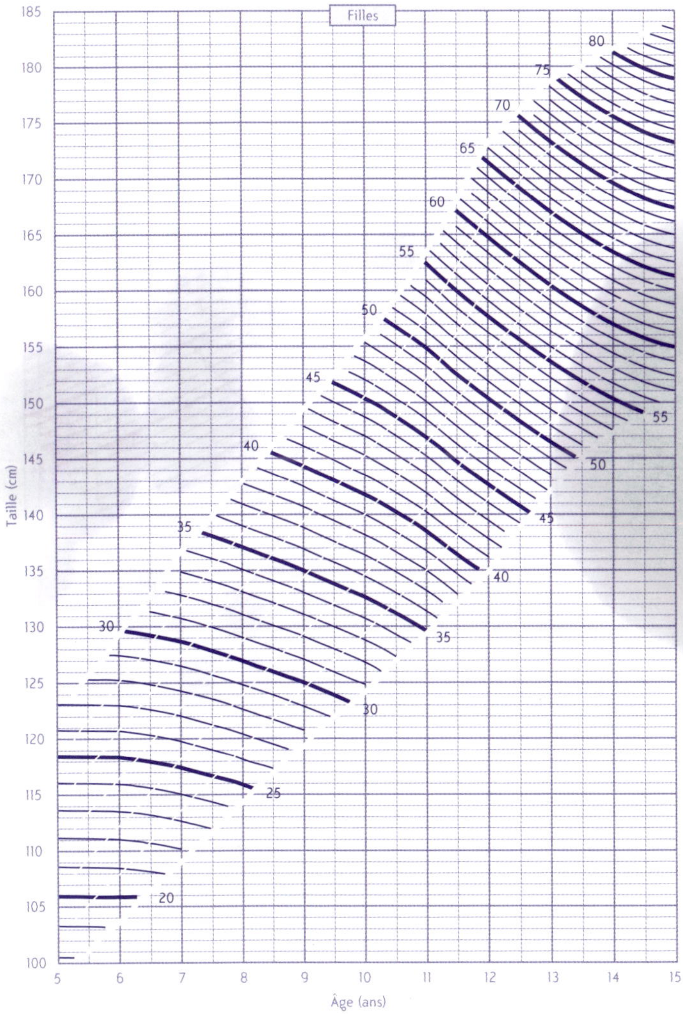

1. Placer le point qui a l'âge pour abscisse et la taille pour ordonnée.

Repérer la courbe isobare (du grec *isos*, « égal », et *baros*, « poids ») inclinée vers le haut et vers la gauche qui passe par ce point. À côté de l'isobare, lire le poids limite.

2. L'enfant est trop gros si son poids est supérieur à ce poids limite. La différence est l'excès de poids.

3. Pour savoir à quel âge l'enfant, s'il garde le poids actuel, ne sera plus trop gros du fait de sa croissance, déplacer le point initial vers le haut et la droite, parallèlement aux liserés blancs, jusqu'au croisement avec l'isobare du poids actuel. Lire l'abscisse du point de croisement : c'est l'âge recherché.

Méthode graphique pour déterminer le poids limite (garçons)

1. Julien a 10 ans et demi et mesure 151 cm.

On place le point A d'abscisse 10,5 et d'ordonnée 151. L'isobare qui passe par A indique 47 kg : c'est le poids limite pour un garçon de 10 ans et demi et de 151 cm.

2. Or Julien pèse 59 kg. Il est donc trop gros. Il a 12 kg en trop (59 - 47).

3. Le déplacement du point A parallèlement au liseré blanc atteint l'isobare du poids actuel (59 kg) en B. L'abscisse de B (12 ans 3 mois) est l'âge que Julien devra atteindre, en restant à 59 kg, pour ne plus être trop gros.

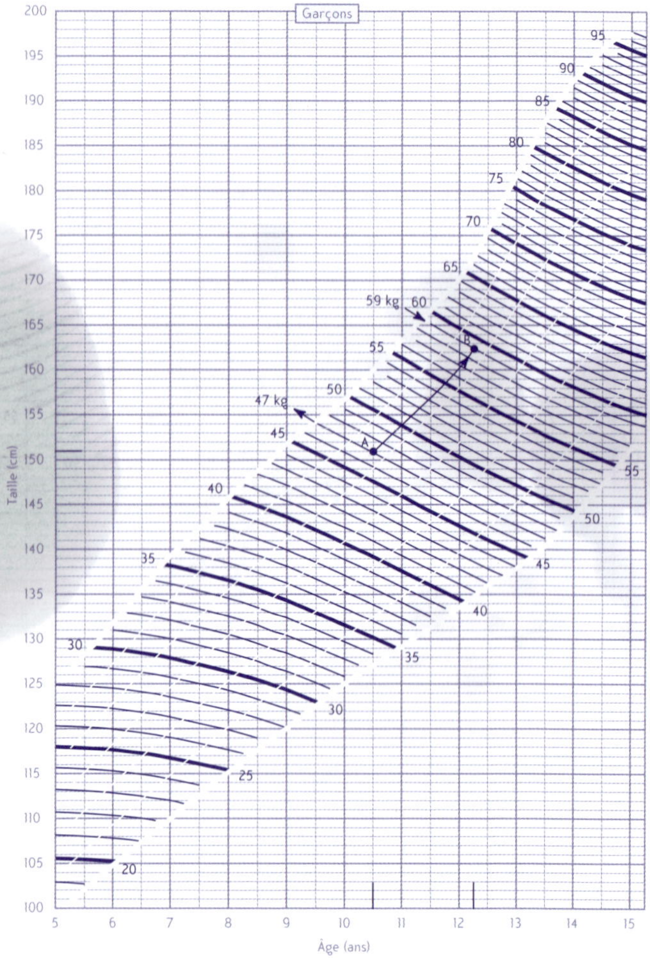

L'auteur

Vincent Boggio anime depuis 27 ans au CHU de Dijon une consultation pour les enfants qui ont un poids excessif. Pédiatre de crèche, maître de conférences en physiologie, diplômé en nutrition-alimentation-diététique et en médecine du sport, il enseigne la bioénergétique et l'alimentation aux étudiants en médecine et aux élèves puéricultrices. Ses travaux de recherche concernent la consommation alimentaire et la formation des préférences alimentaires.

Publications de l'auteur en relation avec le thème

- *Que faire ? Mon enfant est trop gros*, Paris, Odile Jacob, 2002. Traduit en allemand et en italien.
- *Enquête alimentaire chez l'enfant de 5 à 6 ans*, thèse de médecine, Dijon, 1979.
- *Le Profil alimentaire de l'enfant. Résultats de 4 enquêtes de consommation réalisées chez des enfants de 5, 10 et 15 ans et chez des enfants sportifs*, diplôme d'études approfondies en Alimentation-Nutrition, Dijon, 1980.
- *Intérêt de l'enregistrement électrocardiographique de longue durée pour la mesure de la dépense énergétique*, diplôme d'études et de recherches en Biologie humaine, mention Physiologie-Énergétique biologique, Paris, 1982.
- « Les choix alimentaires chez les jeunes enfants », *in* CNERNA – CNRS, *Plaisir et préférences alimentaires*, Paris, Éd. Polytechnica, 1992, 111-120.
- « Ce que je dis à un préadolescent obèse », *Journal faxé de pédiatrie*, 1994.
- « 49 erreurs alimentaires chez l'enfant », *Journal faxé de pédiatrie*, 1998 ; *Médecins de Bourgogne*, 1999, 56, 4-5 ; *Médecine et Enfance*, 2000, 20, 260-262.
- « Végétarien à sept ans », *Médecine et Enfance*, 2002, 22, 11.
- « Le médecin et l'enfant trop gros, sept explications à un malaise », *Médecine et Enfance*, 2002, 22, 217-218.
- « Le petit goûter à l'école : éléments pour un discernement », *Médecine et Enfance*, 2002, 22, 355-360 ; *Le Nouvel Éducateur*, 2004, 159, 9-11.
- « Poids maximal raisonnable : un nouvel outil graphique », *Médecine et Enfance*, 2002, 22, 509-511.
- « Marche à suivre pour enfant trop gros », *Médecine et Enfance*, 2004, 24, 33-35.
- « Enfant trop gros. À l'aide ! », *Médecine et Enfance*, 2004, 24, 393-398.
- « Pique éthique, école et grammes », *Médecine et Enfance*, 2007, 27, 41-47.
- « L'enfant mangeur piégé et écartelé par l'hypermodernité », *Médecine et Enfance*, 2008, 18, 16-20.

En collaboration

- « Le profil alimentaire de l'enfant scolarisé de 5 à 6 ans », *Cahiers de nutrition et de diététique*, 1980, 15, 87-94.
- « Le problème de l'éducation nutritionnelle chez l'enfant », *Symbioses*, 1980, 12, 71-83.
- « À propos de l'éducation nutritionnelle », *Revue d'hygiène et de médecine scolaire*, 1981, 34, 27-39.

- « Caractéristiques de la ration alimentaire chez l'enfant », *Archives françaises de pédiatrie*, 1981, 38, 679-686.
- « L'individualisme alimentaire chez l'enfant », *Symbioses*, 1982, 14, 5-18.
- « Les indications et contre-indications des activités physiques chez l'enfant », *Revue internationale de pédiatrie*, 1982, 126, 27-30.
- « Caractéristiques de la ration alimentaire des enfants de 3 à 24 mois », *Archives françaises de pédiatrie*, 1984, 41, 499-505.
- *L'examen d'aptitude aux sports chez l'enfant et l'adolescent. Recommandations à l'usage des médecins praticiens*, Médecine et Enfance, Paris, 1985.
- « La ration alimentaire aux différents âges de la vie (de 1 mois à 98 ans) », *Cahiers de nutrition et de diététique*, 1986, 21, 237-245.
- « Considérations sur la nutrition du jeune sportif », *Annales Nestlé*, 1986, 44, 1-9.
- « Évaluation de l'apport en thiamine, riboflavine, niacine, vitamine B6 et vitamine C aux différents âges de la vie (de 1 mois à 98 ans) », *Cahiers de nutrition et de diététique*, 1989, 24, 121-126.
- « Le statut vitaminique du sportif », *Médecine et Hygiène*, 1989, 47, 2271-2278.
- « Vitamin status of young athletes including the effects of supplementation », *Medecine Science Sport Exercise*, 1989, 21, 441-449.
- « Évolution récente des apports nutritionnels chez les nourrissons français », *in* : *Journées parisiennes de pédiatrie*, Flammarion Médecine Sciences, 1991.
- « Évolution des apports nutritionnels chez les nourrissons français. Comparaison de deux enquêtes nationales réalisées en 1981 et 1989 », *Bulletin de l'Académie nationale de médecine*, 1992, 176, 899-907.
- « L'alimentation de l'enfant sportif. Ses besoins vitaminiques », *Actualités sport et médecine*, 1992, 18, 17-19.
- « Consommation alimentaire des nourrissons et des enfants en bas âge en France en 1997 », *Archives de pédiatrie*, 1999, 6, 740-747.
- « Modèle linéaire mixte et analyse longitudinale des choix alimentaires », *Journal de la Société française de statistique*, 2002, 143, 121-129.
- « Les peu mangeurs et les beaucoup mangeurs », *Médecine et Enfance*, 2003, 23, 1-3.
- « A prospective study of food preferences in childhood », *Food Quality and Preference*, 2004, 15, 805-818.
- « Food choice at lunch during the third year of life : high selection of animal and starchy foods but avoidance of vegetables », *Acta pædiatrica*, 2005, 94, 943-951.
- « Food choice at lunch during the third year of life : increase in energy intake but decrease in variety », *Acta pædiatrica*, 2005, 94, 1023-1029.
- « Les perceptions gustatives chez l'enfant », *Archives de pédiatrie*, 2005, 12, 579-584.
- « A prospective study of food variety seeking in childhood, adolescence and early adult life », *Appetite*, 2005, 44, 289-297.
- « La formation des préférences alimentaires », *Revue annuelle de la recherche*, Université de Bourgogne, 2005, 1, 6-11.

Ouvrage proposé par Jacques Fricker

Ouvrage publié sous la direction éditoriale de Caroline Chaine

Achevé d'imprimer en avril 2008 par l'Imprimerie des Deux Ponts (Grenoble)

N° d'impression :

N° d'édition : 7381-2104-X

dépôt légal : avril 2008

Imprimé en France